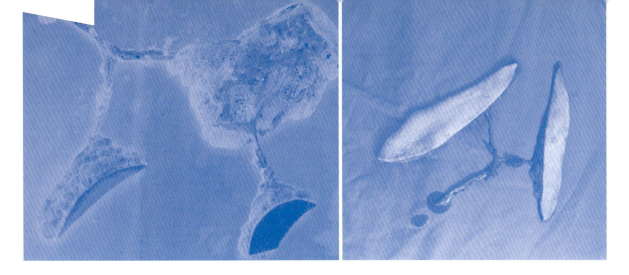

名誉主编：*Peter C. Neligan*

From Blood Vessel to Skin Flap
The Choice of a Plastic Surgeon

从血管到皮瓣
一个整形外科医生的选择

主　　审　吴毅平

编　　著　王海平

副 主 编　陈红波　曾　宁　侯　楷

编写秘书　吴秀英　蔡昌琪　王　毅

北方联合出版传媒（集团）股份有限公司
辽宁科学技术出版社
沈阳

图书在版编目（CIP）数据

从血管到皮瓣：一个整形外科医生的选择 / 王海平
编著 . — 沈阳：辽宁科学技术出版社，2023.1
ISBN 978-7-5591-2569-9

Ⅰ . ①从… Ⅱ . ①王… Ⅲ . ①美容—整形外科学—医
学美学 Ⅳ . ① R622

中国版本图书馆 CIP 数据核字（2022）第 125844 号

出版发行：辽宁科学技术出版社
（地址：沈阳市和平区十一纬路 25 号　邮编：110003）
印 刷 者：辽宁新华印务有限公司
经 销 者：各地新华书店
幅面尺寸：210mm×285mm
印　　张：14
插　　页：4
字　　数：300 千字
出版时间：2023 年 1 月第 1 版
印刷时间：2023 年 1 月第 1 次印刷
责任编辑：凌　敏
封面设计：刘　彬
版式设计：李天恩
责任校对：黄跃成

书号：ISBN 978-7-5591-2569-9
定价：168.00 元

联系电话：024—23284363
邮购热线：024—23284502
E-mail:lingmin19@163.com
http://www.lnkj.com.cn

序 一

多学科诊疗模式（MDT）是现代医学分工发展的一种必然，也是衡量一个医疗机构水平的重要标准。华中科技大学同济医学院附属同济医院作为华中地区最具影响力的综合医院之一，担负着大量急危重患者的抢救和收治，有很大一部分患者的治疗需要MDT。例如妇产科、泌尿外科、甲乳外科等有部分患者在切除肿瘤后创面无法单纯缝合关闭，这时就需要整形外科医生来协助。皮瓣移植特别是显微外科技术在MDT创面修复中扮演着重要角色，也是整形外科医生的看家本领，解决了大量的复杂问题。

王海平医生是我带出来的博士研究生，从事整形外科工作以来一直在临床一线兢兢业业地工作，担负着繁重的修复重建任务。依稀记得10年前为他的第一本书《面部分区解剖图谱》作序，现在又看到他的新著《从血管到皮瓣：一个整形外科医生的选择》面世，非常不容易。该书内容涵盖了王海平医生在10余年整形修复工作经历中所碰到的常见和不常见的创面修复病例，书中将全身各个部位的主要皮瓣结合案例的模式展现给大家，简洁明朗。同时书中也包含了大量的大体解剖研究，结合自身的临床经验在如何选择更优皮瓣问题上有独到的见解。

在此我衷心祝贺他取得阶段性成绩。书中的内容不仅适用于广大的整形外科同行，而且可以作为其他专科医生的借鉴。王海平医生最近几年又着力于眼整形的修复，我期待他为我国的整形外科事业做出更大的贡献。

陈孝平（中科院院士）

华中科技大学同济医学院附属同济医院外科

序 二

　　整形外科内容广泛，大致可以分为传统的修复重建和高度市场化的美容手术，前者是雪中送炭，后者是锦上添花。实际上两者没有明确分界，不可能泾渭分明。拿常见的美容手术来讲，一个衰老引起眼袋的案例，可能需要用到整形外科的组织移植技术，像眶周组织填充、肌皮瓣的提升固定等；而一个眼袋术后并发下睑外翻的情况，则可能需要植皮或者皮瓣技术来修复。因此熟练掌握皮瓣技术是整形外科医生的基本功和看家本领。

　　当前，有部分医生专注于做一些市场导向的美容外科手术，同时获取较高的收入；另外，还有一群年轻医生则坚持做这些看似"吃力不讨好"的传统的修复重建工作，这是我更欣喜看到的，也是整形外科未来发展的希望所在。近几十年来，中国医生在皮瓣外科、显微外科、同种异体移植（换脸术）中做出了自己的贡献，出了一些很好的著作和文章。

　　王海平医生的这本书有他的独到之处，令人耳目一新。从解剖入手，分层进入，从皮瓣到血管，再从血管到皮瓣，从另外一个角度展现了清晰的解剖入路和手术策略。非常实用的是，对于不同的皮瓣在头面部修复达到何种效果，书中都有很直观的展示。我将本书推荐给爱好修复重建的医生作为参考，相信对广大的医生同道包括其他专科想从事这一方向的医生会有一定的借鉴意义。

　　当前，王海平医生在眼整形领域也做出了一定的成绩，期待他做出更大的贡献。

韩岩

北京解放军总医院整形外科

前　言

关于皮瓣方面的参考图书有很多。我个人在工作中参考到的图书有：孙家明主译（由Fu-Chan Wei和Samir Mardini编著）的《皮瓣与修复重建》，郑和平等编著的《显微外科解剖学实物图谱》，丁自海、王增涛编著的《手外科解剖学图鉴》，唐茂林等主编的《穿支皮瓣的应用解剖和临床》，刑新编著的《皮瓣移植彩色图谱》；Glyn E. Jones编著的 *Bostwich's Plastic and reconstructive breast* 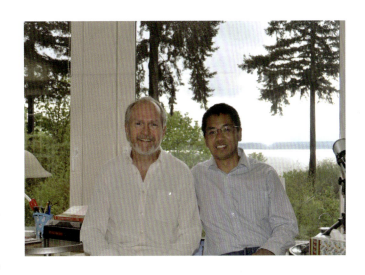 *surgery*，Johannes W.Rohen等编著的 *Color Atlas of Anatomy*，Peter C. Neligan等主编的 *microsurgical reconstruction of the head and neck* 等。

在工作中，我经常意识到，整形外科医生选择皮瓣时有他们自己的考虑和偏好，不仅仅是要覆盖创面，更要考虑到微创、美学的需求，追求颜色、质地的匹配和供区的损失最小化。在临床中，每个医生逐渐形成了自己选择皮瓣的习惯。例如在修复面部缺损时，为了达到颜色、质地的匹配，需要尽可能在头面部隐蔽处取材。我个人喜欢设计滑车上动脉皮瓣、耳周皮瓣，或者上睑的眼轮匝肌肌皮瓣、下睑的螺旋桨皮瓣等，争取供区的一期缝合。如果皮瓣需求量大，我会首选考虑相对隐蔽、肌肉量大的背阔肌肌皮瓣，满足各种形式的组织需求，特别是对于骨质、脑组织，假体外露，以及感染的控制等。腹壁下动脉穿支皮瓣（DIEP）也是整形外科医生的优选项，特别是乳房重建手术中的首选，供区也可以一期缝合并且隐蔽。在其他科使用最多的股前外侧（ALT）穿支皮瓣，由于大腿属于外露部位并非我的首选，只用在男性小腿的缺损修复中。还可以根据需要应用扩张技术或者延迟技术，或者配合脂肪移植技术、软骨移植技术、干细胞注射修复技术等，这些都是整形外科的特色。美容外科中有一类注射填充引起的血管栓塞，以及由脂肪抽吸引起的皮肤坏死，使我们对皮瓣的血运特点有了更深一步的认识。

我在西京医院整形外科跟随韩岩、郭树忠、舒茂国等教授学习整形外科时见识了皮瓣的神奇之处，后来在美国华盛顿大学医学中心（西雅图）跟随Peter C. Neligan学习皮瓣技术，他在乳房重建方面做了非常优异的工作。回国后，我在武汉同济医院整形美容外科工作，和我的团队一起应用皮瓣技术为许多患者解决了病痛，并获得了一些经验。相信在此分享我们成长的经验会给年轻医生以鼓励和启发，避免一些我们走过的"坑"。在P168我用了一张照片，那是我在门诊拍到的一个先天性外周血管狭窄并且在后期出现皮肤坏死的案例，这种单纯血管闭塞引起的皮肤坏死令我非常吃惊，让我想起Taylor报道的因细菌感染血管导致皮肤局灶性坏死的案例。据这种坏死案例所"勾勒"出的类似股前外侧皮瓣图很有意思，带给我们更多的思考。

　　尽管我在此书的编写过程中参考了许多的资料以避免内容有失准确之处，但是不足之处仍难以避免，内容也是仅代表个人和团队经验，仅供参考。皮瓣的发展一直在路上，很多不尽如人意之处使得我们要对一些案例考虑行同种异体移植手术。尽管我的手术案例中也有手足和小腿的皮瓣修复，但这不是我的主要工作，市面上也有关于这部分的大量相关书籍可供参考，因此本书中略去这方面的案例。对于很多头面部的局部皮瓣移植，刑新教授有精彩专著介绍，我就不在本书中赘述了。

　　作为一个承诺的回馈，也是表达一份感激之情，我要把这本书献给Peter C. Neligan医生。在我作为访问学者学习期间，他和他所在的医学中心没有收取我任何费用，无条件关心和支持一个来自中国的医生，这种精神令我非常感动。

　　在辽宁科学技术出版社宋纯智社长的精心安排下，我的第一本书《面部分区解剖图谱》经由辽宁科学技术出版社出版，并受到好评，特在此向他和凌敏老师表示感谢！

　　感谢我的两位老师为此书作序！

王海平
2021年12月于武汉同济医院

作者名单

王海平　华中科技大学同济医学院附属同济医院整形美容外科

陈红波　华中科技大学同济医学院附属同济医院整形美容外科

曾　宁　华中科技大学同济医学院附属同济医院整形美容外科

侯　楷　华中科技大学同济医学院附属同济医院整形美容外科

徐　逸　华中科技大学同济医学院附属同济医院整形美容外科

曹　玮　华中科技大学同济医学院附属同济医院整形美容外科

刘泽明　华中科技大学同济医学院附属同济医院整形美容外科

宋靖宇　华中科技大学同济医学院附属同济医院整形美容外科

胡为杰　华中科技大学同济医学院附属同济医院整形美容外科

王大卫　华中科技大学同济医学院附属同济医院整形美容外科

吴秀英　武汉市硚口卓美医疗美容门诊部

蔡昌琪　武汉市硚口卓美医疗美容门诊部

王　毅　武汉市硚口卓美医疗美容门诊部

目　录

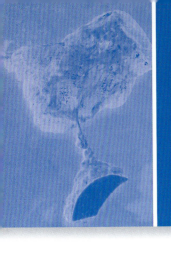

第一章　现代皮瓣技术中的几个概念

对任何皮瓣的操作都是基于对其血供的认识。人们对皮瓣的血供研究经历了长时间的探索，很多医生和解剖、生理学专家在皮瓣的血管构筑方面做出了重要的贡献。在皮瓣体系中有几个必须知道的概念，它们来源于解剖观察，并且经受了临床的检验。

血管体区和choke支

血管体区（angiosome）是指一套血管和它营养的一块组织，包括灌注动脉和回流静脉。相邻血管体区边缘相互吻合，吻合的形式分为3种，即血管口径不发生改变的真性吻合、正常情况下尚未开放的潜在性吻合以及血管口径逐渐变小的阻力性吻合，这些吻合支就是choke支。本书中腹壁上、下动脉在腹直肌内的choke支，以及颞浅动脉和耳后动脉在颞浅筋膜内的choke支，都属于很典型的肉眼可见的类型。

图1-1和图1-2显示在做预构皮瓣时的左侧背部穿支血管，这些血管营养了该皮瓣。这些穿支血管来源于颈横动脉、肋间动脉和腰动脉。每条穿支血管粗细不等，营养着面积大小不一的皮瓣。

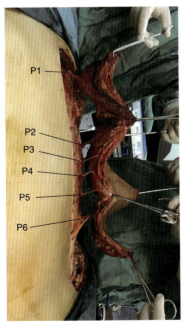

图1-1　掀起皮瓣，可见营养皮瓣的穿支（P1~P6）

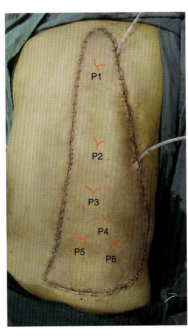

图1-2　皮瓣复位后的情况，这些大的穿支血管的大体位置

血管域

血管域（vascular territory）指血管体区所能供应的皮瓣最大安全面积，如同纵横交错的沟渠，一定量的水所灌溉土地的最大面积，如图1-3所示。

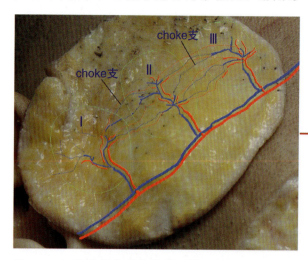
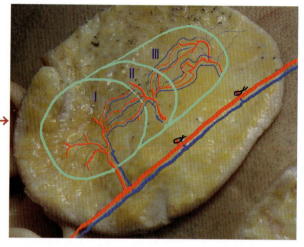

图1-3　3套血管分别营养Ⅰ、Ⅱ、Ⅲ区的皮肤组织，chock支是每个相接血管体区之间的吻合支。choke支平时可以处于开放或不开放状态

图1-4　只以Ⅰ区穿支血管为蒂，可以营养超出自身血管体区的组织，向Ⅱ区或Ⅲ区扩展，但是扩展面积有不可预知性

在临床实践中，如果只以一个Ⅰ区血管分支为蒂，皮瓣安全面积则可由choke支的存在向Ⅱ区延展，甚至可扩张到Ⅲ区或者更远（图1-4）。皮瓣安全面积的扩展取决于两个因素：① 该血管蒂的管径大小，包括可靠的动脉压力和足够的静脉回流。② 吻合血管的开放状态。如果血管体区之间的吻合血管是不减少管径的真性吻合，则皮瓣的安全面积可以增加得更多。增加的部分本质上来说是随意皮瓣，随意皮瓣的血供模式又与组织的来源有密切关系，比如面部随意皮瓣与四肢随意皮瓣的面积区别很大。

除了上述两个因素，还可以通过手术来增加皮瓣的安全面积，包括增加远端额外的分支（图1-5），或者在远端多吻合一条静脉（超引流）或动脉（超灌注）（图1-6）；或者通过延迟技术，

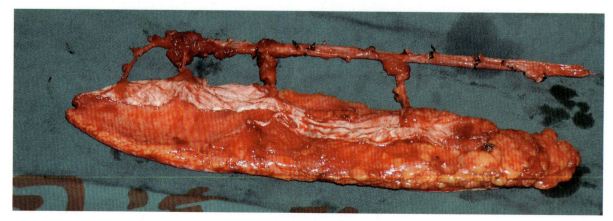

图1-5　股前外侧穿支皮瓣，为了使远端的皮瓣获得良好的血供，可以携带更多的穿支

包括皮瓣的扩张，新增或者开放更多的choke支，或者增加choke支的管径等。这些都会物理性增加新生血管的数量和质量，从而潜在性增加皮瓣存活的面积。

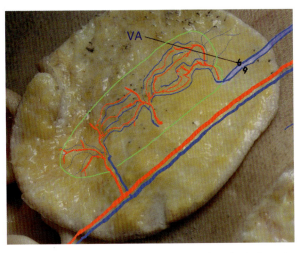

图1-6　远端增加了静脉引流可以增加皮瓣存活的面积，例如在DIEP中吻合对侧的腹壁下浅静脉能增加Ⅳ区的组织存活面积

　　皮瓣的延迟在临床上多用于两类情况（图1-7）：① 确定一个不知名皮瓣的存活面积，或者增加一个知名皮瓣的存活面积。② 预先改善皮瓣灌注的质量和数量。延迟能增加相邻choke支的管径和数量。延迟的病理生理过程分为两个阶段：① 延迟手术后早期：血管的扩张。② 延迟手术后后期：逐渐新生血管和血管重新构筑。

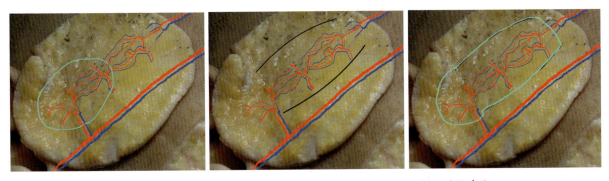

图1-7　掀起皮瓣（黑线），改变皮瓣的血流方向和大小（绿色）

穿支皮瓣的定义

　　关于穿支皮瓣的定义，有共识也有争议。血管初始常走行在肌肉的深面，部分血管要发出最后的分支营养皮肤，过程中可能需要穿过肌间隔，或者先穿过肌肉再进入皮下，这种血管分支称为穿支（图1-8），对应的皮瓣则为穿支皮瓣。人体共有数百条穿支血管，从理论上讲，以任何一条穿支血管为蒂均可以获取穿支皮瓣。通过借鉴血管体区的概念，由特定的穿支血管营养的血管域也称为穿支体区（perforasome），相邻穿支体区之间由连接血管相互联系。狭义的穿支描述是：穿支强调

的是一种手术过程，将穿过肌肉的血管从肌肉或者肌间隔中解剖出来，形成裸露的血管干，不损失肌肉和皮瓣的血供。直接发出分支营养皮瓣或者筋膜皮瓣的情况下，则不认为是穿支皮瓣。具体的穿支解剖过程在本书的后面章节有详细的描述。

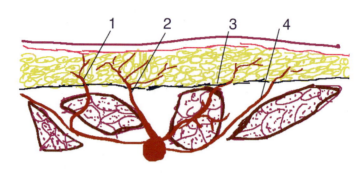

图 1-8　穿支分两种类型，肌间隔穿支（2、4）和肌肉穿支（1、3）（该图示改编自 Peter C. Neligan 主编的 *Plastic Surgery*）

　　与传统的轴型皮瓣相比，穿支皮瓣具有可自由设计的优点。术前应用超声多普勒等技术准确探测穿支血管的位置，并以此为基础设计穿支皮瓣，一般遵照逆向血管解剖技术，即从血管远端，由浅至深对血管蒂进行剥离（图1-9）。穿支皮瓣的解剖过程其实就是穿支血管的探查，虽可自由设计，但探查切口最好与传统轴型皮瓣的手术切口一致，以便在穿支皮瓣不可用的情况下转变为传统轴型皮瓣。

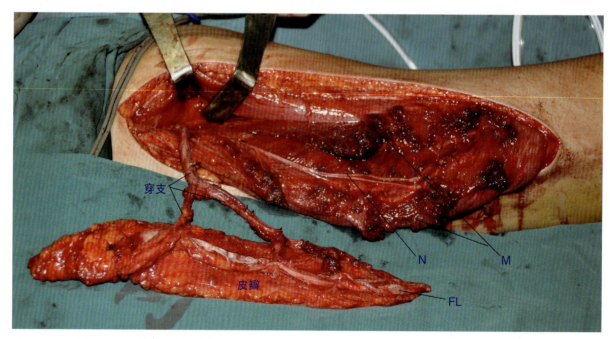

图 1-9　1例大腿 ALT 皮瓣的解剖过程。切开肌肉（M，股外侧肌），保留神经（N），获取穿支（Perforator）。此类穿支获取的过程需要切开肌肉，肌间隔穿支的获取则不需要

　　穿支皮瓣在临床上的应用非常广泛，也逐渐发展为更多不同的形式，包括嵌合穿支皮瓣、kiss皮瓣等。皮瓣的设计方式上，有螺旋桨皮瓣及keystone皮瓣等，都体现了皮瓣自由设计的理念。本章选取几个最有影响力的皮瓣搭配案例，在此简单描述，有关详细内容可以参考相关文献。

螺旋桨皮瓣

　　1991年Hyakusoku等提出"螺旋桨皮瓣"，后来由Hallock和Teo改进。一定长度和自由度的蒂部对于旋转非常重要。获取螺旋桨皮瓣的过程如图1-10所示。

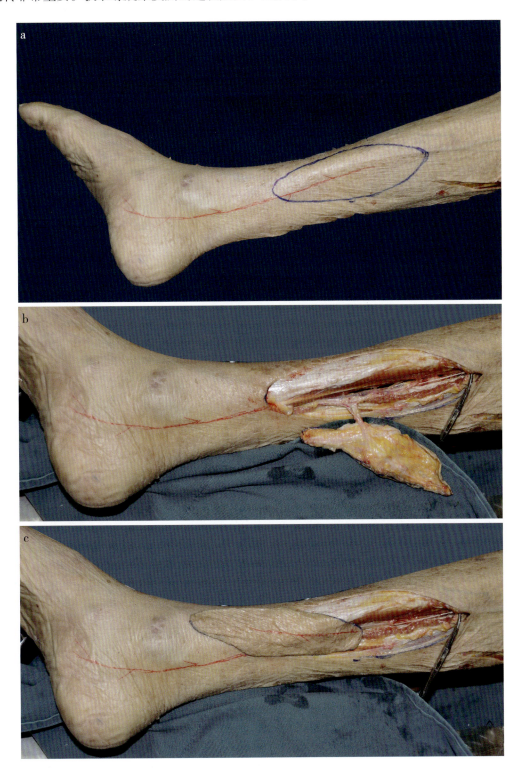

图1-10　（a~c）螺旋桨皮瓣的获取，皮瓣旋转了180°

■ 临床案例之一

利用胸脐皮瓣设计螺旋桨皮瓣修复腹壁缺损（图1-11）。保留最粗大的一支做180°旋转。

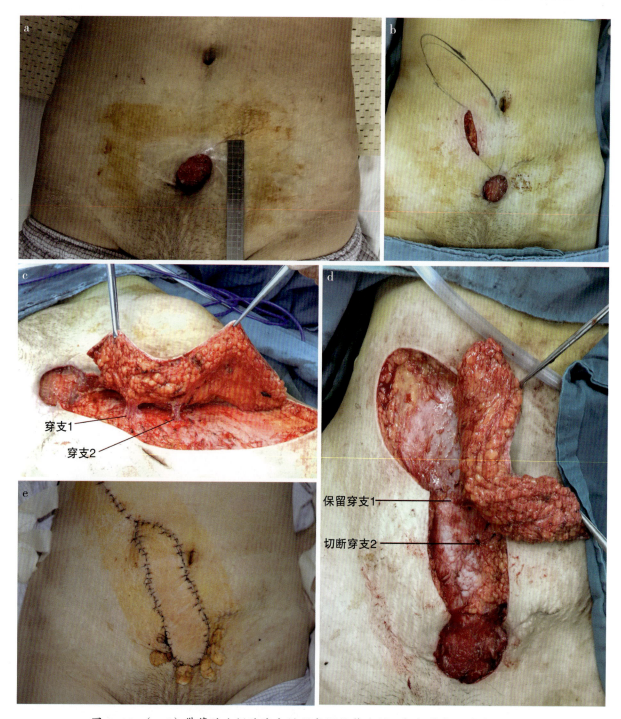

图1-11 （a~d）带蒂的右侧胸脐皮瓣形成螺旋桨皮瓣。（e）修复下腹皮肤缺损

　　面部是比较适合做螺旋桨皮瓣的。面部很多动脉小穿支穿出眼轮匝肌和口轮匝肌（图1-12、图1-13），可以根据需要带少量的轮匝肌。但是由于脂肪菲薄，蒂部扭转处并不会那么臃肿。

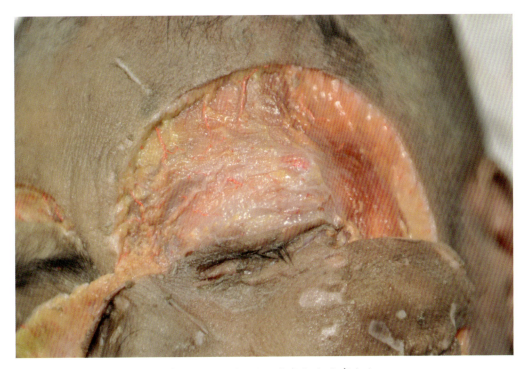

图 1-12　解剖显示眼轮匝肌的多个皮肤穿支点

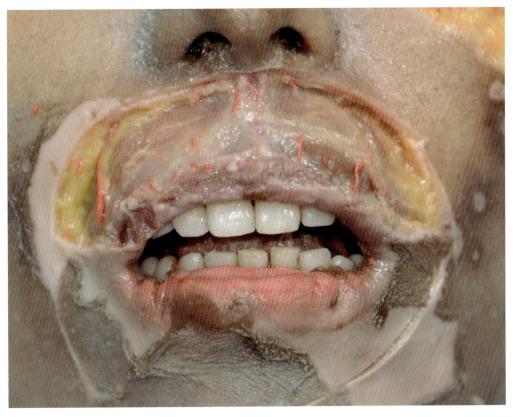

图 1-13　解剖显示口轮匝肌的数个皮肤穿支点

面横动脉的穿支也是很好的旋转设计点，图1-14、图1-15显示面横动脉在此处的分布走行。

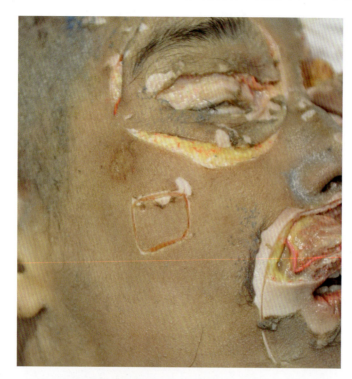

图 1-14　在右侧颧突下颧大肌起点表面皮肤设计小的方形切口

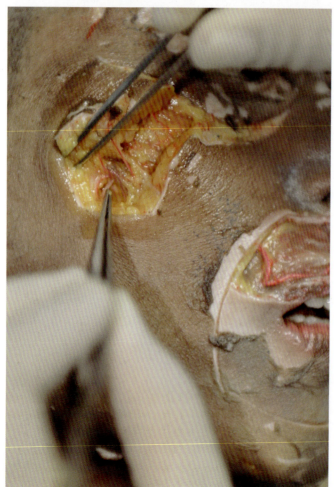

图 1-15　此处面横动脉发出分支或穿出颧大肌，管径大但是皮下组织厚

■ 临床案例之二

注意下睑设计的是螺旋桨皮瓣，术后可形成隐蔽的横向瘢痕（图1-16）。

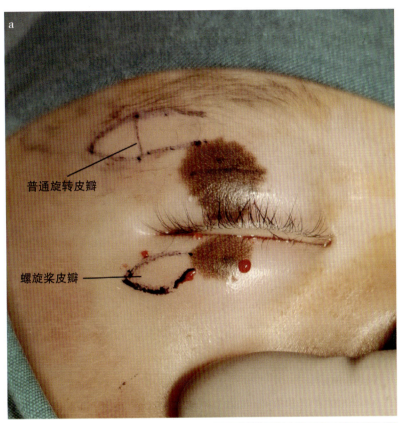

普通旋转皮瓣

螺旋桨皮瓣

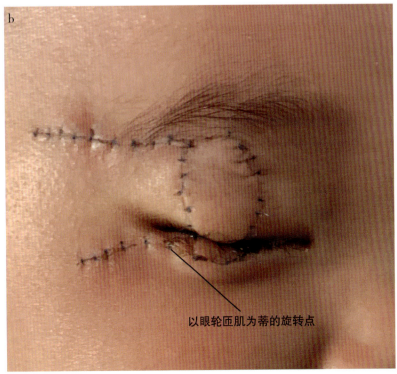

以眼轮匝肌为蒂的旋转点

图 1-16　（a、b）普通旋转皮瓣（上睑）和螺旋桨皮瓣（下睑）

■ 临床案例之三（图 1-17、图 1-18）

下睑外眦下设计螺旋桨皮瓣，180°旋转修复下睑皮肤缺损。术后供区横向瘢痕隐蔽，避免形成外眦竖向瘢痕。

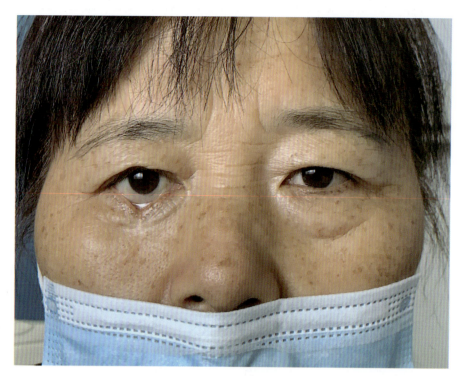

图 1-17　拟在下睑外眦下设计螺旋桨皮瓣修复下睑皮肤缺损

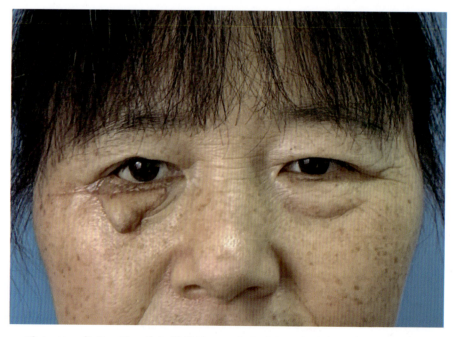

图 1-18　术后 1 周，外翻得到矫正，需要进行二期修复，去除猫耳畸形

keystone皮瓣

Behan 首次描述了keystone皮瓣，如图1-19所示。keystone皮瓣分为几种类型。基础的类型只限于皮瓣四周的切开而不需要皮瓣基底的游离，后期逐渐演化出几种别的类型。躯干、大腿等处皮肤量大、弹性好的地方适合用。

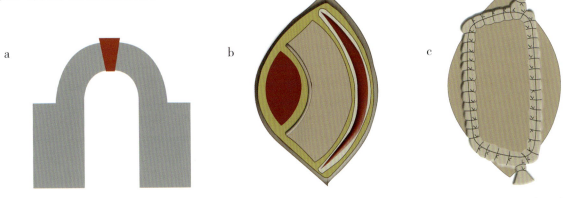

图1-19 （a）keystone 皮瓣名称的来源：罗马拱顶石（示意图）。（b）缺损和设计皮瓣（示意图），灰色是设计的 keystone 皮瓣。（c）组织缝合后的情况（示意图）

■ 临床案例

keystone皮瓣用于小腿创面的修复（图1-20）。

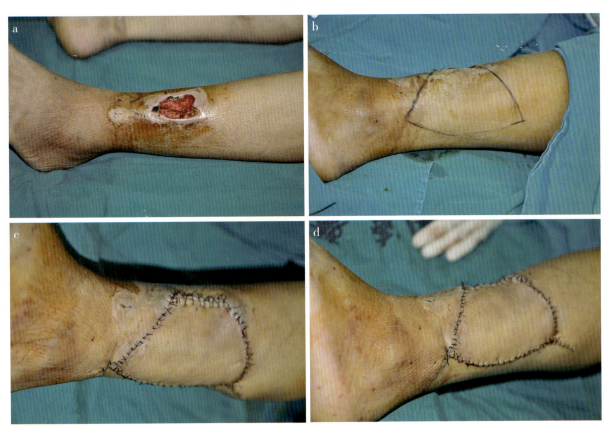

图1-20 （a~d）keystone 皮瓣的设计过程

kiss 皮瓣

和keystone皮瓣以及螺旋桨皮瓣不一样，kiss皮瓣是一种分叶皮瓣拼接的形态学上的描述，由章一新提出此概念。出于皮瓣经济学上的考虑，以最小的牺牲换取最大的利益。kiss 皮瓣的拼接也有分型，此处不赘述。

■ 临床案例

右侧股前外侧（ALT）kiss皮瓣修复小腿的缺损（图1-21~图1-24）。

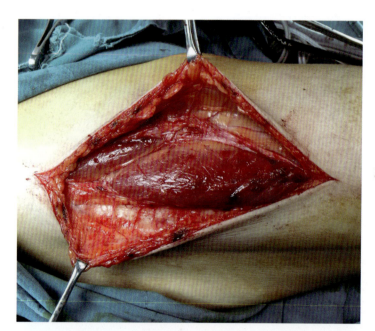

图 1-21　切开大腿探查可用的穿支血管

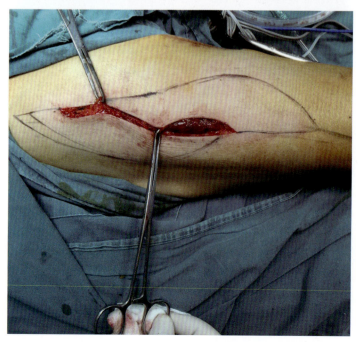

图 1-22　根据穿支位置确定选择皮瓣设计

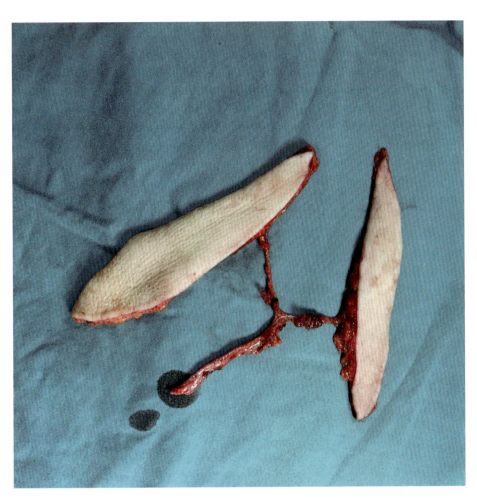

图 1-23 获取皮瓣

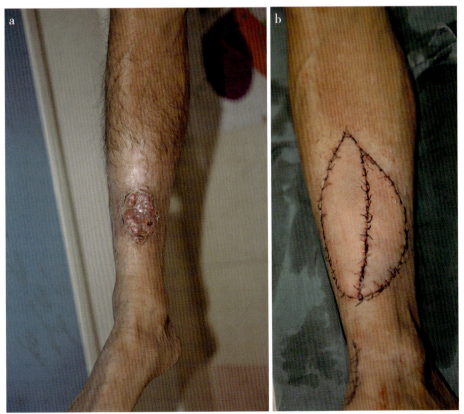

图 1-24 kiss 皮瓣修复小腿鳞状细胞癌手术前后

双蒂眼轮匝肌瓣修复下睑缺损

在修复下睑缺损时，上睑充裕的组织是修复它的最佳来源，能满足解剖外形和功能修复的完美需求。因此我们在此单独列出来。

该修复手术简单，供区瘢痕也不明显。要求上睑有丰富的组织，还能解决上睑松弛问题。用以下案例进行说明。

■ 临床案例之一

显示眼轮匝肌瓣的血供（图1-25、图1-26）。

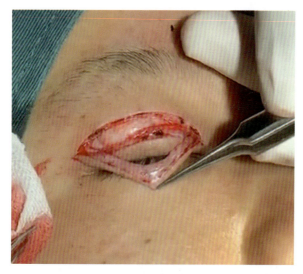 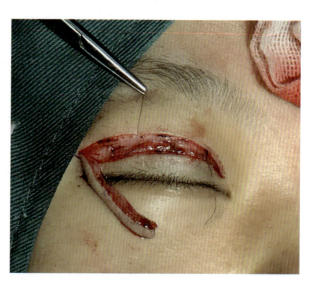

图 1-25　显示双蒂皮瓣血供良好　　　　图 1-26　显示单蒂皮瓣中间部分血供良好

■ 临床案例之二

双蒂眼轮匝肌瓣修复下睑外翻（图1-27）。

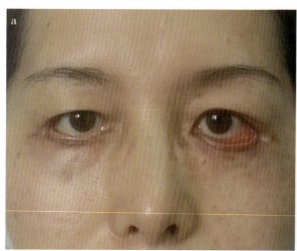 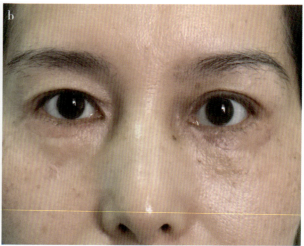

图 1-27　（a、b）手术前及术后 2 年的情况

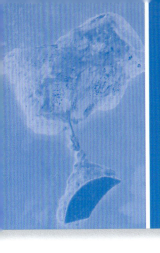

第二章 头、面、颈部受区血管的选择策略

在显微外科领域，受区血管的解剖学特点直接决定游离皮瓣的设计。合理选择受区血管并进行可靠的受区动静脉评估是影响游离皮瓣成活的首要因素。头、面、颈部血运丰富，动脉较为恒定，但和四肢深部动静脉伴行系统不同，头、面部动静脉伴行程度并不密切，有些动脉如颞浅动脉额支还经常缺乏伴行静脉。此外，此类静脉管壁较薄，且其瓣膜常常阙如，适合做微血管吻合器（coupler）吻合。

第一节 颞部血管的选择

颞部是很好的受区。颞浅动静脉恒定出现，走行于颞浅筋膜内，可选用其近心端或远心端吻合；此外，颞中静脉也是很好的受区静脉（图2-1-1~图2-1-4）。

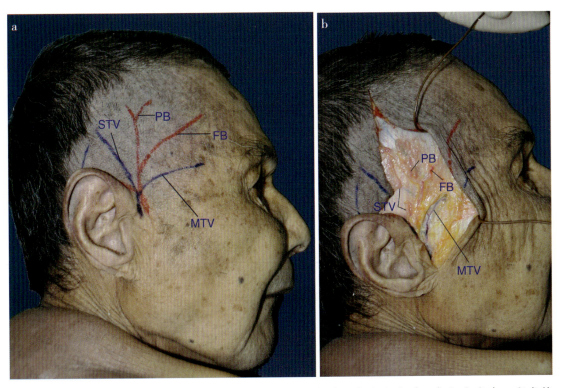

图 2-1-1 （a~d）颞部的 4 个主要血管：颞浅动脉顶支（PB）和额支（FB）恒定发出。颞浅静脉（STV）走行在颞浅筋膜内，而颞中静脉（MTV）则走行在更深层的颞深筋膜内

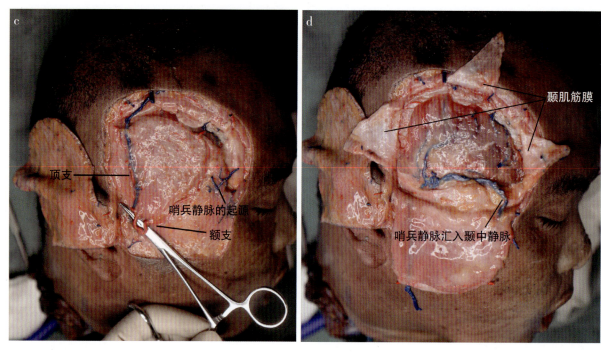

图 2-1-1 （续）

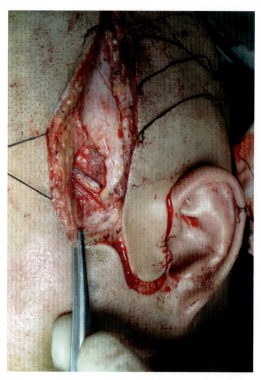

图 2-1-2 很少情况下，颞浅动脉额支也有发育良好的伴行静脉，图中被结扎切断的就是颞浅额支伴行静脉

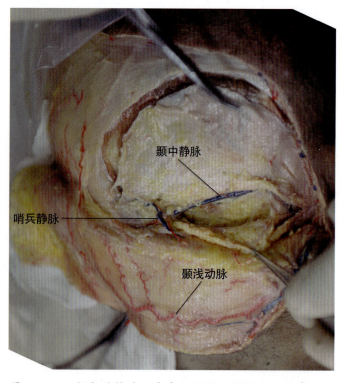

图 2-1-3 颞浅动静脉一直走行于颞浅筋膜内，越靠近颧弓，二者伴行愈加紧密。在颞浅筋膜下切开颞深筋膜显露颞中静脉（MTV），后者管径粗、恒定出现，是颞部良好的受区静脉血管

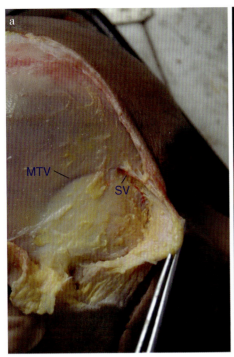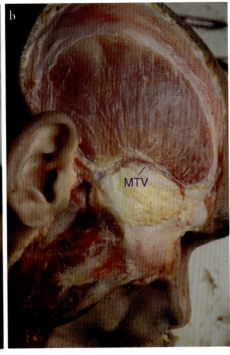

图 2-1-4 （a、b） 颞中静脉（MTV）是标志性的前哨静脉（SV）的延续，后者穿越多个层次，引流眉尾区域皮肤的血液。颞中静脉（MTV）位于颞浅脂肪垫上极，需要切开颞深筋膜浅层才能得以显露

第二节　面颊部血管的选择

此部位选择鼻唇沟为切口能增加瘢痕的隐蔽性，在此区域需要考虑面动静脉的变异性。除了在内眦和下颌缘外，面动静脉在面部常常并不伴行。面动脉走行变异很多，有多种分型（图2-2-1~图2-2-4）。

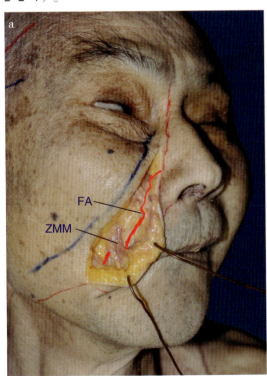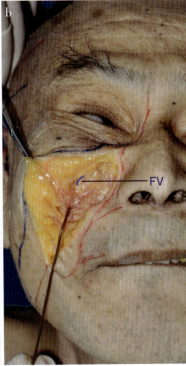

图 2-2-1　面静脉（FV）走行在鼻唇沟外侧富脂肪层和表情肌的深面（FA，面动脉；ZMM：颧大肌）

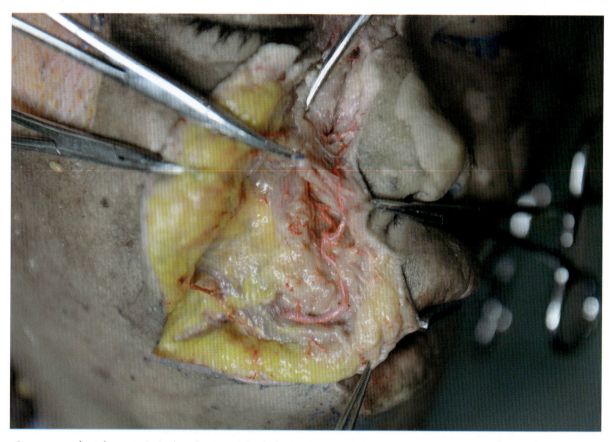

图 2-2-2　在面部，面动脉（FA）弯曲走行在表情肌内或者之下，有一定的变异比例。为了便于在术中寻找吻合的血管，术前必须做超声检查明确变异情况

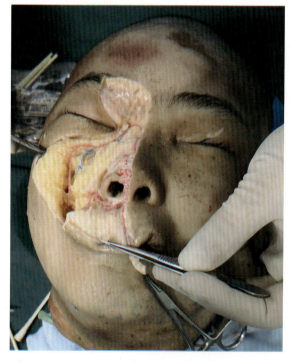

图 2-2-3　面动脉变异性大，该例中分为内、外侧两个优势动脉。外侧动脉基本和面静脉伴行，并延续为内眦动脉；内侧动脉则营养外鼻

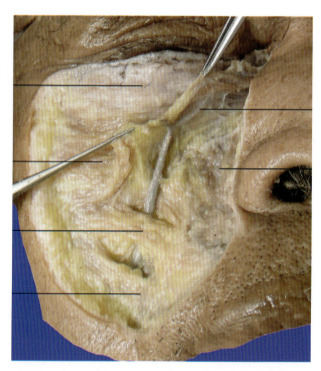

图 2-2-4　面静脉（FV）走行在表情肌的深面，管径粗大便于吻合且无静脉瓣

第三节 眉部血管的选择

滑车上动脉和眶上动脉属于颈内动脉分支,血管稳定但是很少用作受区血管(图2-3-1、图2-3-2)。

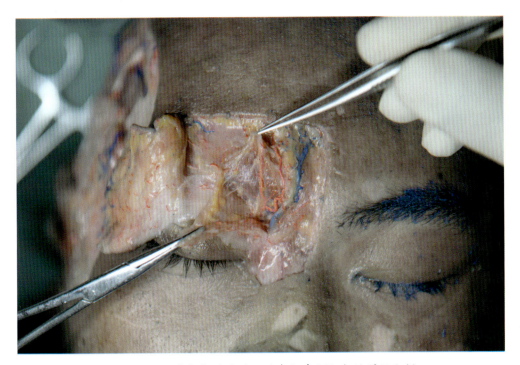

图 2-3-1 滑车上动脉近心端走行在额肌与皱眉肌之间

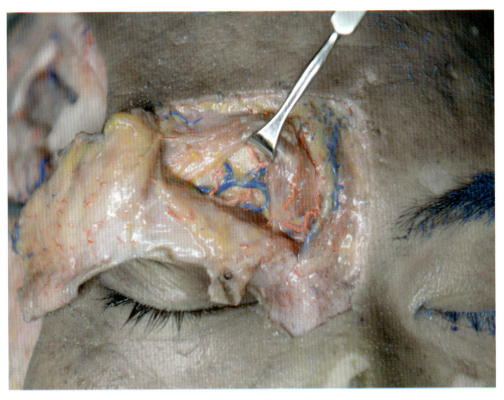

图 2-3-2 眶上血管贴骨膜面走行

第四节　颌下和颈部血管的选择

　　一般选择3处：①下颌缘处，面动静脉恒定。需要仔细辨别淋巴结和颌下腺以及面神经下颌缘支。这是常用的血管选择吻合部位。② 颈部正中选择甲状腺上动静脉。③ 颈部偏外侧选择颈横动脉。（图2-4-1~图2-4-4）

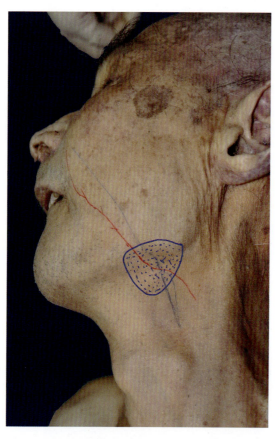

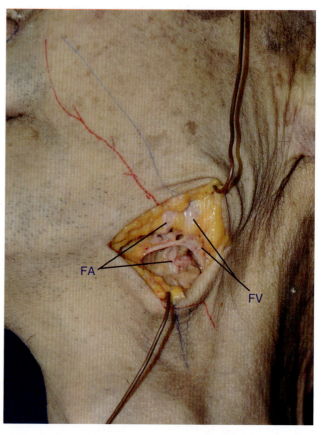

图 2-4-1　下颌缘下可触及面动脉搏动，该部位做横向切口可以显露面动静脉，切口隐蔽，并可获得管径合适的血管

图 2-4-2　切开颈阔肌，可见颌下腺、可触及的动脉搏动，方便迅速找到面动脉。面神经下颌缘支通常可以清晰地看到，与血管是交叉的解剖关系，走行在浅面，注意避免损伤

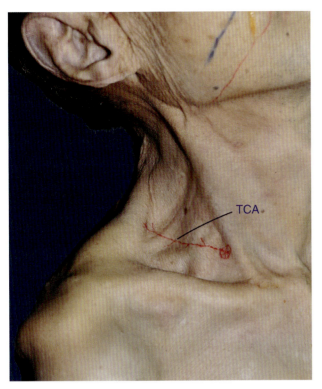 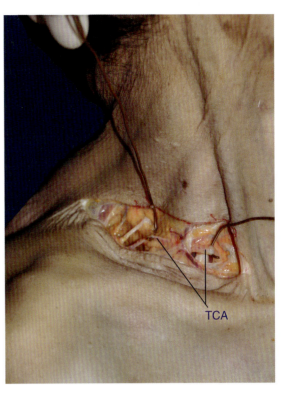

图 2-4-3　颈横动脉（TCA）血管恒定，是颈部常用的吻合血管，走行在锁骨之上、胸锁乳突肌外侧，其向外侧走行在斜方肌的深面

图 2-4-4　颈阔肌下分离找到颈横动脉和为数众多的浅静脉

■ 临床案例

头皮撕脱伤后的回植（图2-4-5~图2-4-8）。

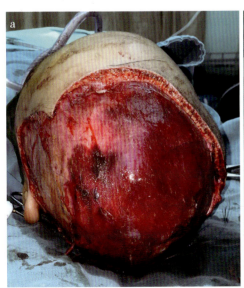 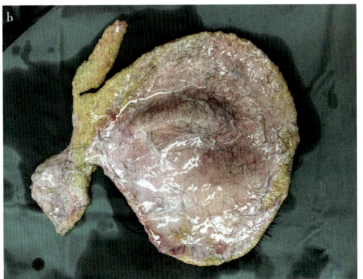

图 2-4-5　（a、b）头发绞入机器后，导致近 70% 的头皮撕脱

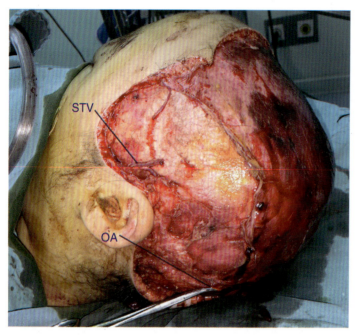

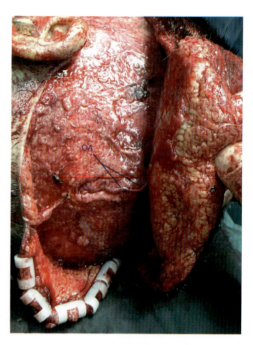

图 2-4-6　清创后见颞浅静脉（STV），以及因活动性出血已经钳夹的枕动脉（OA）

图 2-4-7　吻合枕动脉

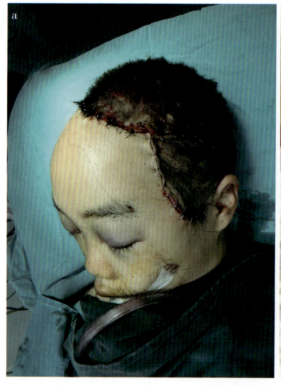

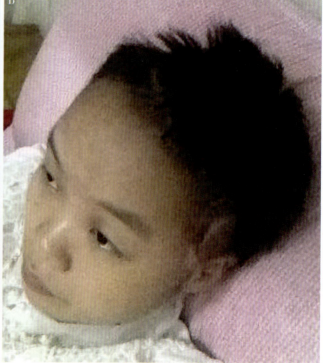

图 2-4-8　（a）术后即刻和（b）术后 2 个月，头皮存活，头发生长良好

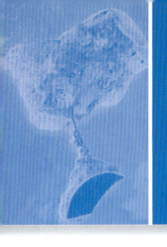

第三章 额部皮瓣的选择策略

第一节 额部皮肤血管构筑特点

　　额部皮肤组织动脉供血来源有：滑车上动脉、中央动脉、旁中央动脉、颞浅动脉额支和眶上动脉（图3-1-1~图3-1-5）。临床上可操作的皮瓣基本是基于前四者的。旁中央动脉经常是内眦动脉的延续，或者是滑车上动脉的分支，而中央动脉则是鼻背动脉的延续。滑车上动脉最为恒定，旁正中动脉最常出现变异。额部的静脉回流同样遵循面部皮肤血供的特点：伴行静脉多不发达。

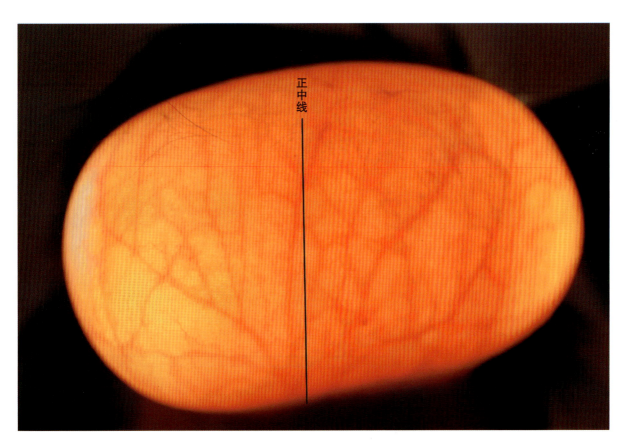

正中线

图 3-1-1　扩张的额部皮瓣显示树状的纵向优势血管，以双侧滑车上动脉最为明显

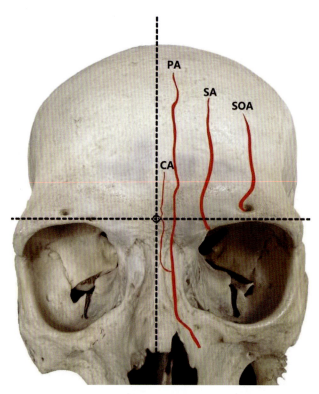

图 3-1-2　PA：旁中央动脉；SA：滑车上动脉；SOA：眶上动脉；CA：中央动脉

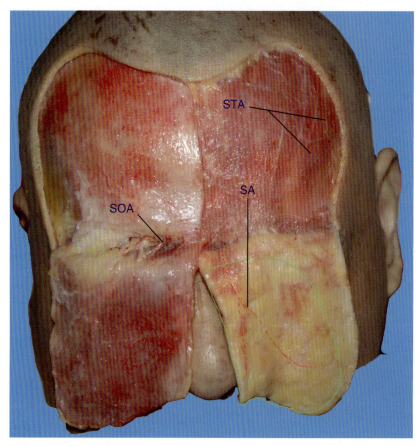

图 3-1-3　显示额部 3 套供血系统，滑车上动脉初始走行于肌肉内并逐渐浅出至皮下，而眶上动脉与颞浅动脉额支则相对深在，主要为额肌提供血供。SA：滑车上动脉；SOA：眶上动脉；STA：颞浅动脉

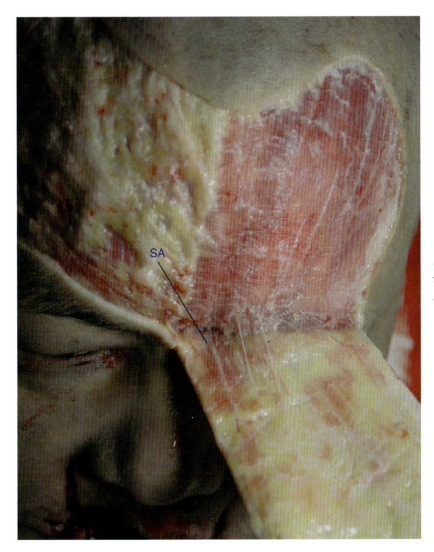

图 3-1-4　显示滑车上动脉初始走行在肌肉内并逐渐浅出至皮下。SA：滑车上动脉

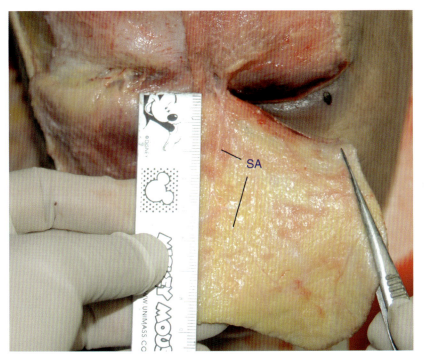

图 3-1-5　解剖显示滑车上动脉在皮下的丰富分支。SA：滑车上动脉

　　大多情况下，旁中央动脉是滑车上动脉的分支，因此旁正中皮瓣一般称为滑车上动脉皮瓣，局部一般有粗大的静脉回流可见，可供选择。有时一侧明显，另一侧发育较差，需要术前进行检查。（图3-1-6~图3-1-8）

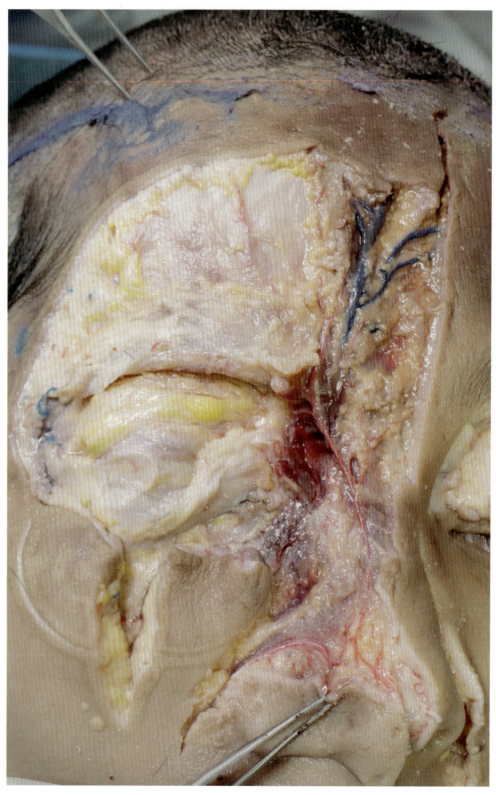

图 3-1-6　面动脉系统和眼动脉系统在滑车上动脉处形成交通

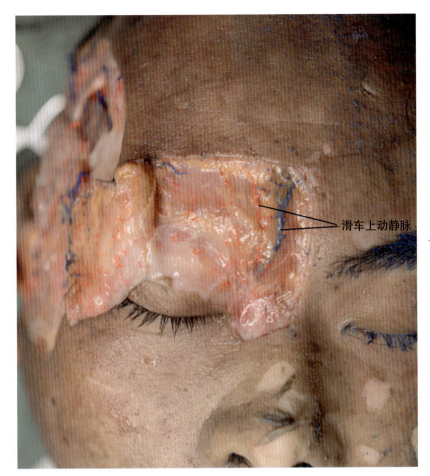

滑车上动静脉

图 3-1-7 往近心端，滑车上动静脉在眉水平进入肌肉内或者肌肉间

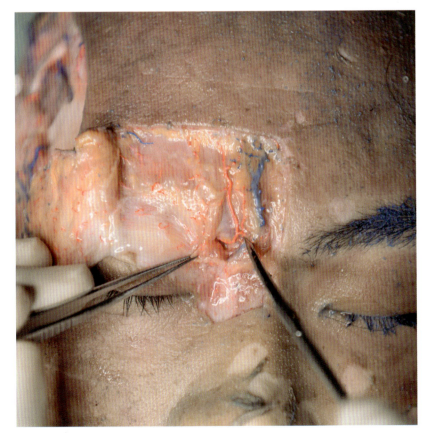

图 3-1-8 逐渐深入进入球后

临床案例之一

玻尿酸填充顺行栓塞导致皮肤缺血坏死（图3-1-9）。

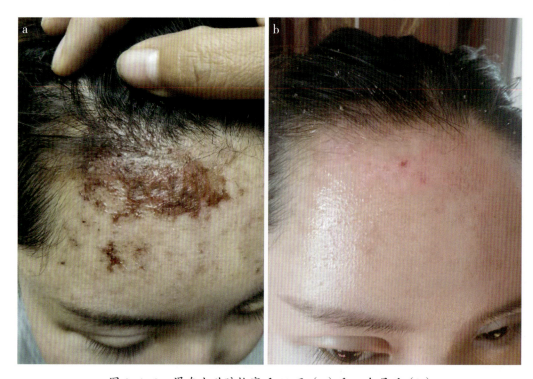

图 3-1-9　滑车上动脉栓塞后 10 天（a）和 3 个月后（b）

临床案例之二

解剖和临床案例显示滑车上动脉的逆行栓塞后果（图3-1-10、图3-1-11）。

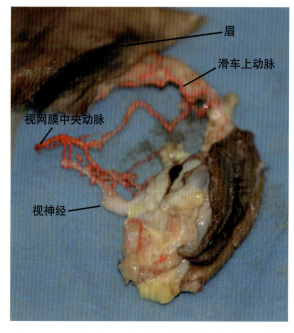

图 3-1-10　解剖显示滑车上动脉为眼动脉的终末支

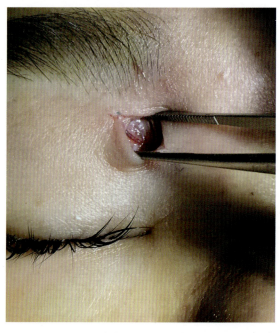

图 3-1-11　1 例滑车上动脉栓塞 6h 后的术中情况，血管内有透明质酸

第二节 滑车上动脉皮瓣的临床应用

额部软组织可以分层,其中额肌筋膜与骨膜之间是个天然的解剖层次。额部皮下有少量脂肪(图3-2-1),在肌肉与皮下脂肪之间可以锐性剥离,形成一个只带有皮下脂肪的皮瓣,称为断层皮瓣而非肌皮瓣,但该皮瓣有一定厚度。在面部支配皮肤的血管体系中,滑车上动脉走行独特,以其为蒂的额部皮瓣有如下特点:

(1)额部皮瓣薄而柔软,层次分明,额肌和骨膜易于分离,额肌与皮肤之间也有解剖空间。

(2)额部血管呈立体分布,大部分区域滑车上动脉走行在皮肤与额肌之间,可将额肌保留,故可选择性获取滑车上动脉皮瓣而不携带额肌;而眶上动脉和颞浅动脉的额支均走行在更深层的额肌(SMAS)层内并向皮肤发出分支。

(3)额部皮下丰富的血管网呈树状分布,主干分支少,越往上则分支越多,使得单纯滑车上动脉即可供应同侧额部大部分皮肤,而不需要携带其他血管。注意这个特点,可以避免静脉回流障碍。

(4)以滑车上动脉为蒂的额部皮瓣设计灵活,可形成各种形状的皮瓣,如竖直形皮瓣、横向皮瓣、斜向皮瓣等;需要大量皮肤时还可选用扩张皮瓣。

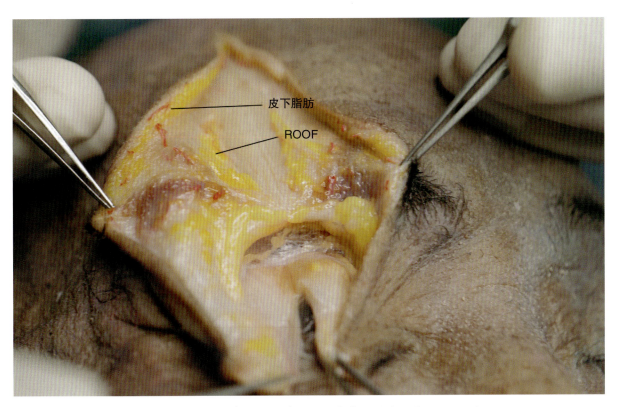

图 3-2-1 额部有两个显著的脂肪富集区:皮下和 ROOF 层

■ 临床案例之一～四

滑车上动脉皮瓣移植修复额部组织缺损（图3-2-2~图3-2-4）。

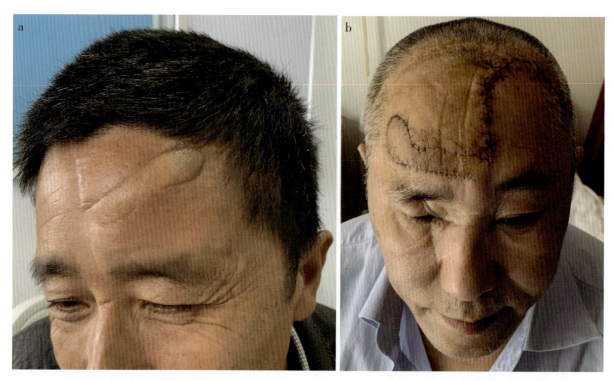

图 3-2-2 （a、b）第一、二个案例：利用滑车上动脉皮瓣修复对侧额部小缺损

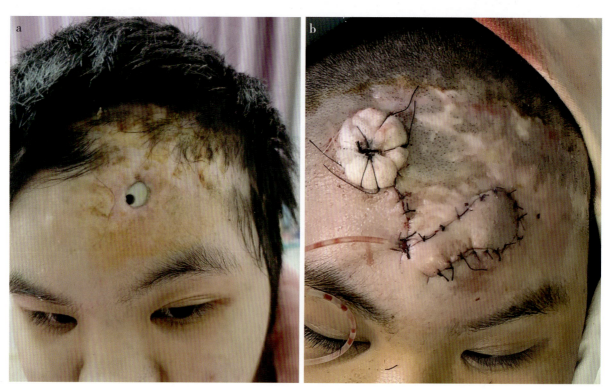

图 3-2-3 （a、b）第三个案例：以右侧为蒂，仅获取皮瓣，额肌留下供区植皮

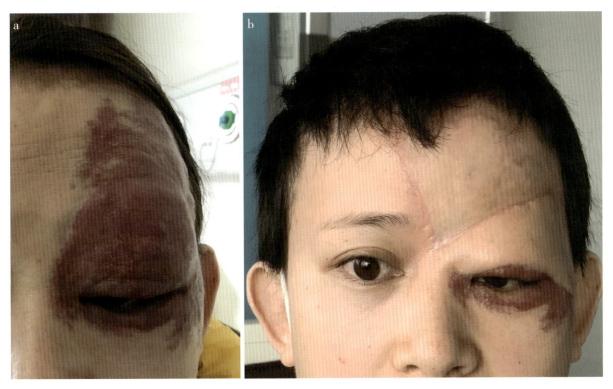

图3-2-4 （a、b）第四个案例：以左侧为蒂修复眉弓和上睑组织缺损，仅获取皮瓣，额肌留下供区植皮

■ 临床案例之五

滑车上动脉皮瓣修复鼻部全层组织缺损（图3-2-5）。

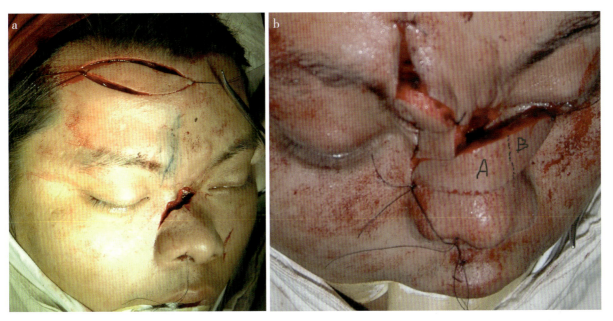

图3-2-5 （a、b）皮瓣形成、移植。皮瓣A、B之间去表皮折叠，皮瓣B形成衬里。 （c、d）术后，以及两次小的修复术后

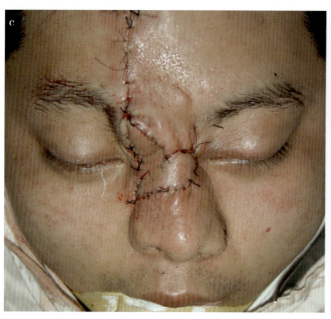
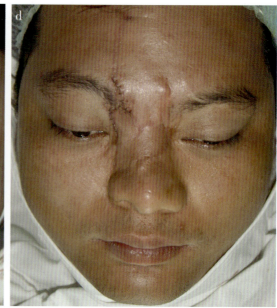

图 3-2-5 （续）

■ 临床案例之六

滑车上动脉皮瓣修复鼻背皮肤缺损（图3-2-6）。

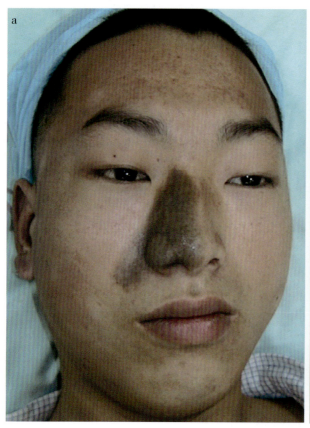
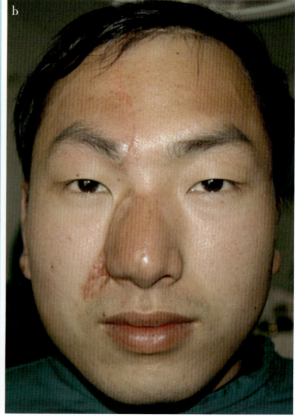

图 3-2-6 （a、b）额部未扩张，一期旋转修复术前和术后 5 年

临床案例之七

滑车上动脉皮瓣修复鼻尖鼻小柱皮肤缺损（图3-2-7）。

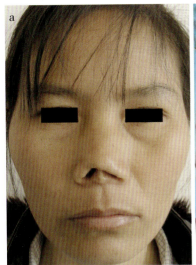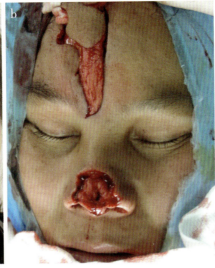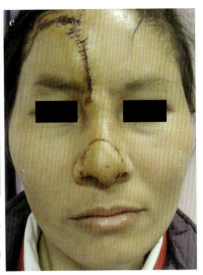

图 3-2-7 （a~c）术前、术中、术后

临床案例之八

同侧滑车上动脉皮瓣行全鼻再造（图3-2-8）。

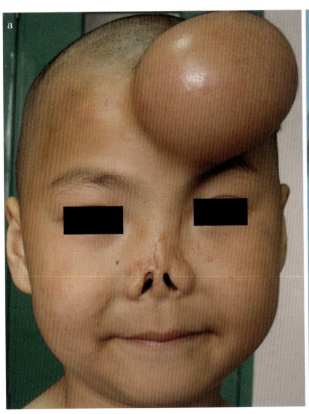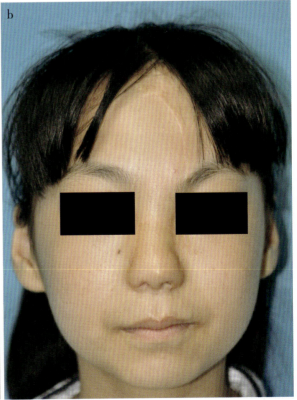

图 3-2-8 （a、b）扩张的滑车上动脉皮瓣全鼻再造，b 图为术后 3 年

■ 临床案例之九

以右侧滑车上动脉为蒂，选取左侧额部皮瓣行鼻再造，需要延迟，避免静脉瘀滞（图3-2-9~图3-2-11）。

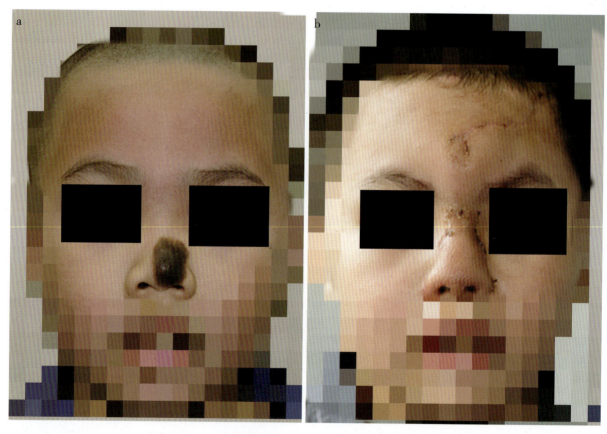

图 3-2-9　手术前后（a、b），设计为横向隐蔽的瘢痕

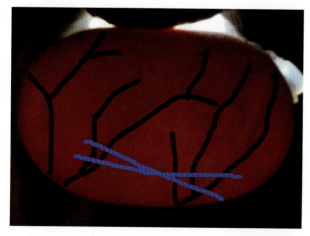

图 3-2-10　扩张后需要再次延迟。预先切断左侧的优势血管，使右侧血管变为主要供血通道。蓝色叉为需要切断的血管部分

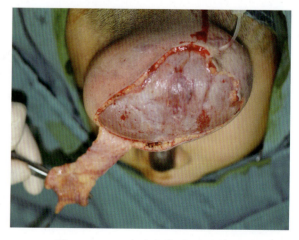

图 3-2-11　术中掀起皮瓣的情况

第三节　以颞浅动脉为蒂的额部皮瓣的选择

颞浅动脉恒定出现（图3-3-1、图3-3-2），在额部大致呈水平方向走行，故可设计水平形状的皮瓣，从而可使切口与额纹平行，甚至可将供区所有瘢痕隐藏在发际线内。两侧的额支在中线相互吻合，临床应用中可根据需要设计为单蒂皮瓣或双蒂皮瓣。然而，颞浅动脉额支走行于额肌内，故以其为蒂的皮瓣必须携带额肌，可以为皮肤蒂，也可以为皮下蒂。颞浅动脉顶支向上走行，可携带部分头皮，是眉毛或胡须再造的理想供区。此外，颞浅动脉额支一般缺乏相应的伴行静脉，或者伴行静脉发育较差，因此蒂部要足够宽。

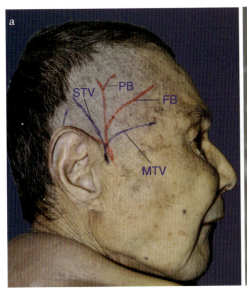 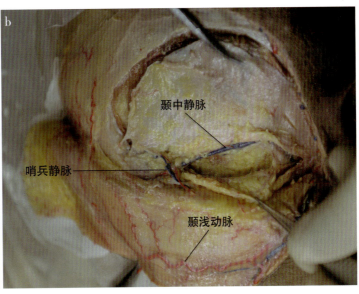

图3-3-1 （a、b）颞浅动脉由颈外动脉发出，在颧弓根部上方分为额支和顶支。额支主要供应额部皮肤软组织，且与滑车上动脉以及对侧颞浅动脉额支有非常丰富的吻合。PB：颞浅动脉顶支；FB：颞浅动脉额支；STV：颞浅静脉；MTV：颞中静脉

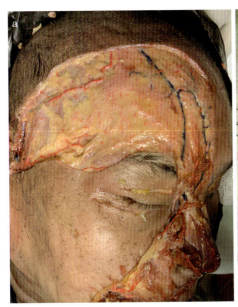 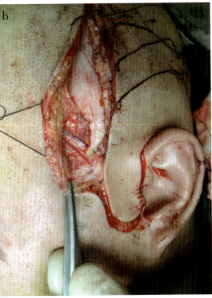

图3-3-2 （a、b）颞浅动脉额支发出恒定，可于体表触及搏动。但其伴行的颞浅静脉较少发育良好，部分病例甚至缺失，这是导致以颞浅血管为蒂的额部皮瓣术后静脉瘀血发生率高的最主要原因（a图显示伴行静脉发育不好，b图显示发育良好的被结扎切断的就是颞浅动脉额支伴行静脉）

额部深面为颅骨，基底平坦且厚实，扩张效率极高，且供区瘢痕可以隐藏在发际线内。故扩张的颞浅血管蒂皮瓣的临床应用效果较好。

■ 临床病例术中过程

以颞浅动脉额支为蒂的皮瓣移植修复下睑皮肤缺损（图3-3-3～图3-3-5）。颞浅动脉额支一般缺乏相应的伴行静脉，或者伴行静脉小，因此蒂部要够宽，要远离面神经额支。

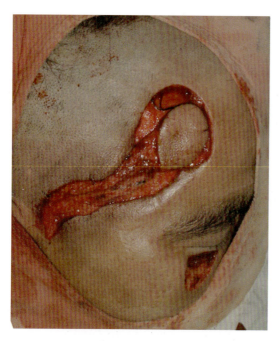

图 3-3-3　切口

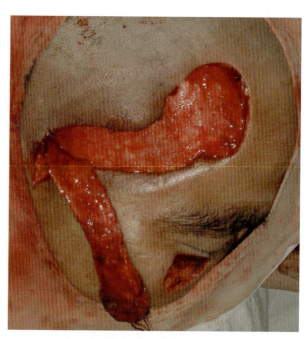

图 3-3-4　皮瓣的形成

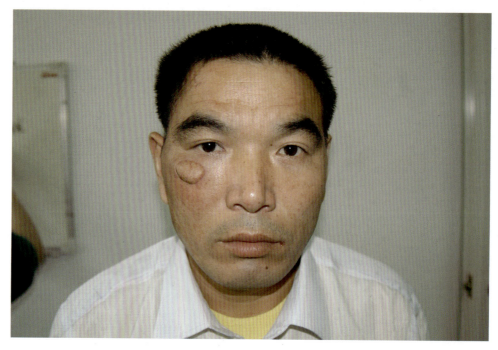

图 3-3-5　术后半年

■ 临床案例之一

以双侧颞浅血管为蒂的额部皮瓣修复颈部巨痣切除后创面（图3-3-6）。

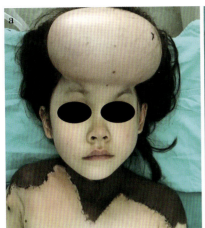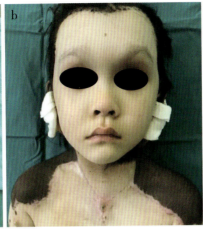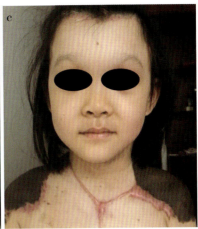

图 3-3-6 （a~c）术前、术后即刻、术后

■ 临床案例之二

以双侧颞浅血管为蒂的额部皮瓣修复下面部瘢痕切除后创面并再造胡须（图3-3-7）。

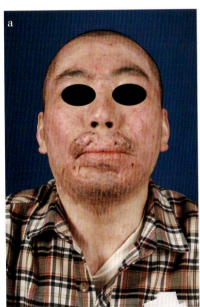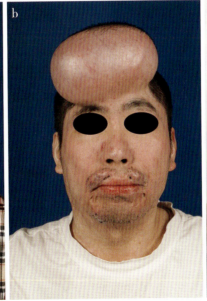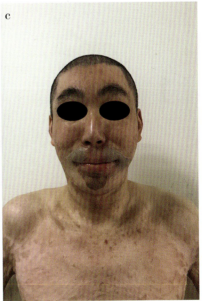

图 3-3-7 （a~c）术前、术中、术后

■ 临床案例之三

以单侧颞浅血管为蒂的额部皮瓣修复面颈部血管瘤切除后创面（图3-3-8）。

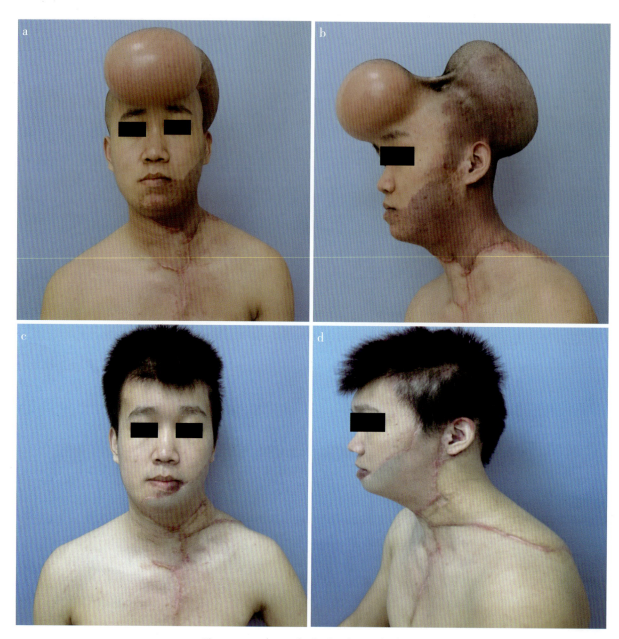

图3-3-8 （a、b）术前。（c、d）术后

总之，以颞浅动脉额支为蒂的额部皮瓣扩张率较高，且对供区影响较小，也可作为鼻部分或者全鼻再造的选择，甚至可作为游离皮瓣的供区。

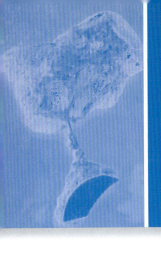

第四章　颞部及耳周皮瓣的选择策略

第一节　颞部及耳周皮肤血管构筑特点

颞部及耳周皮肤软组织主要由颞浅动脉和耳后动脉提供血供，二者均由颈外动脉发出，且在耳廓上方有非常丰富的吻合。颞浅动脉恒定出现，由颈外动脉发出后上行，越过颧弓后进入颞部，发出顶支与额支。顶支沿颞浅动脉主干上行至头顶部，额支则向前上方走行，分布于额肌。耳后动脉起自颈外动脉后侧，自胸锁乳突肌深面绕出后向上走行，沿途发出腮腺支、枕支、耳支等多个分支。其中，颞浅动脉顶支与耳后动脉耳支在耳廓上方颞浅筋膜内有明显的吻合，为获取耳后逆行轴型皮瓣提供了解剖学基础。

颞部及耳周涉及面部重要的解剖学特征，包括发际线和鬓角。该区域皮肤菲薄且松弛度高，皮下脂肪缺乏，是修复面部的理想供区。

第二节　颞筋膜瓣和颞筋膜皮瓣的选择

颞筋膜又称颞浅筋膜，是帽状腱膜的一部分（图4-2-1、图4-2-2），在整形外科修复中应用广泛，可携带或不携带皮肤，是整形外科医生用于局部和远处修复的有力工具。

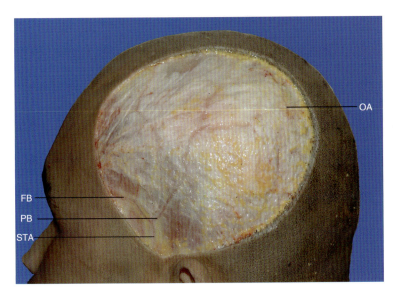

图4-2-1　切除头皮，可见其深面的颞浅筋膜及少量的皮下脂肪组织。颞浅筋膜与额肌相延续，属于SMAS的一部分，主要由颞浅动脉供血。FB：颞浅动脉额支；PB：颞浅动脉顶支；STA：颞浅动脉；OA：枕动脉

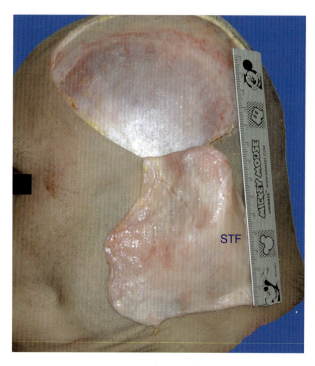

图 4-2-2　颞筋膜深面是无血管区，极易分离，图中显示向下翻转覆盖整个耳廓，STF：颞浅筋膜前

颞浅筋膜组织疏松，与其深面的颞深筋膜层次清晰，具有较好的手术平面，且可获取的面积较大，可作为良好的修复材料，其特点有：

（1）血运丰富，血管恒定，颞浅动脉主干和主要分支走行在其中，薄而柔软，适用于手部和耳的重建，例如，可为肌腱的滑动提供理想的软组织床。

（2）头部依赖帽状腱膜层供血，因此颞浅动脉有分支供应头皮，起始处以较少、较大的分支进入皮下，而后以较大、较多的分支支配头皮，终末支直接进入头皮，因此在筋膜内愈走愈浅，变得难以剥离。足够的肾上腺素盐水将会放大层次感，使手术变得顺利而不易损伤毛囊，如图4-2-3所示。

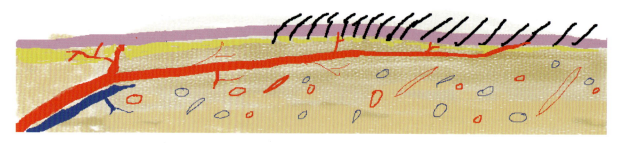

图 4-2-3　颞筋膜及其内的血管。左侧是颞浅血管的起始部

（3）静脉内瓣膜阙如，管壁薄，易于吻合（特别是使用吻合器的吻合），还可将近端、远端同时作为端口吻合。

（4）颞浅筋膜深面的颞中筋膜内有颞中静脉，颞中静脉常是局部血管吻合的重要选择，其质地、管径和恒定程度并不逊于颞浅静脉（图4-2-4）。

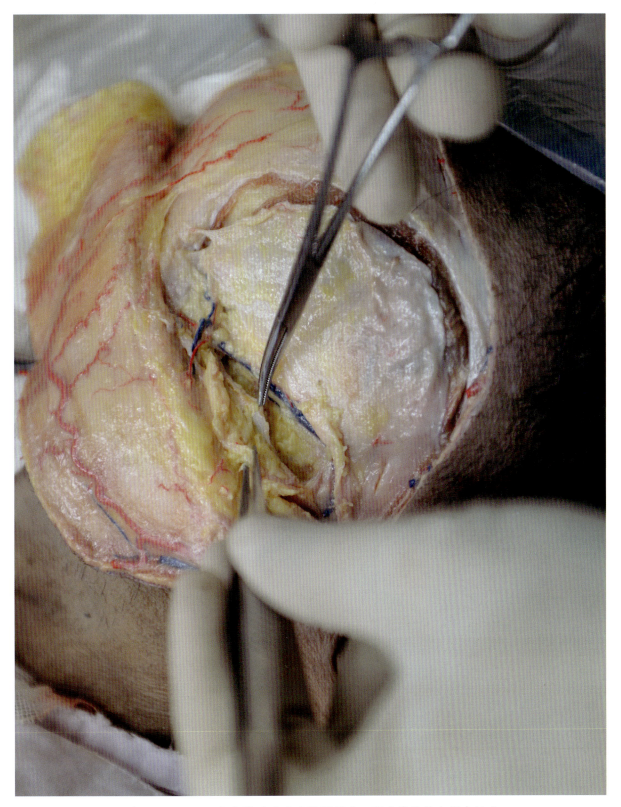

图 4-2-4　显示颞浅筋膜深面的颞深筋膜、颞浅脂肪垫和颞中静脉

（5）作为组织修复的供区可以携带被覆的无毛或者有毛头皮，甚至是肌肉或者颅骨外板，或者是耳轮，用于鼻的重建，也可仅解剖血管而不携带大面积筋膜。

■ 临床案例之一

带蒂的颞筋膜移植包绕耳廓支架（图4-2-5）。

先天性小耳畸形患者，可用颞浅筋膜包埋支架（Medpor 支架）进行全耳再造。特点在于可一期成形，颞筋膜血供丰富，薄而能突出外耳的形态，手术操作相对简单，但是存在支架外露的风险。

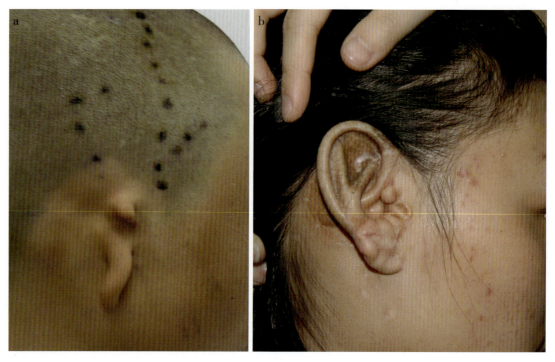

图 4-2-5 （a）术前。（b）术后 2 年

■ 临床案例之二

带蒂的颞筋膜覆盖创面（图4-2-6）。

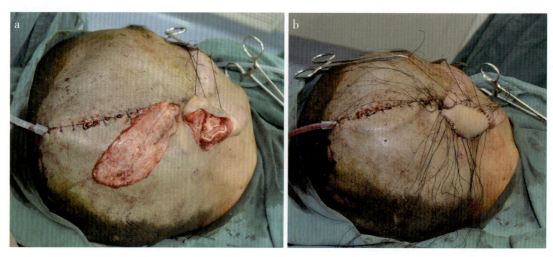

图 4-2-6 （a）耳后组织缺损，获取颞筋膜瓣。（b）移植颞筋膜瓣并植皮

特点分析：颞筋膜瓣就地取材，血供丰富，是覆盖创面包括异体组织的优良材料。

■ 临床案例之三

应用带蒂的颞筋膜进行组织充填（图4-2-7、图4-2-8）。

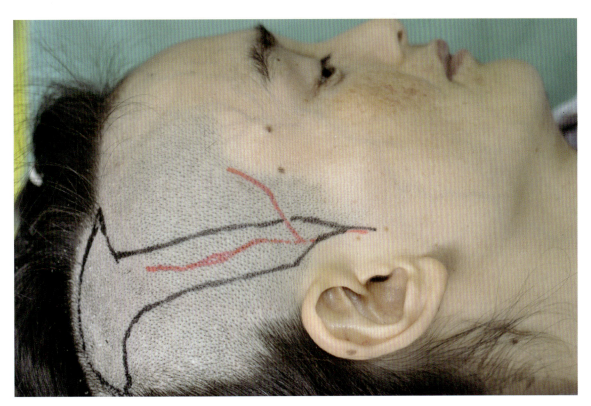

图 4-2-7　右侧颧部放射治疗后皮肤和局部组织萎缩

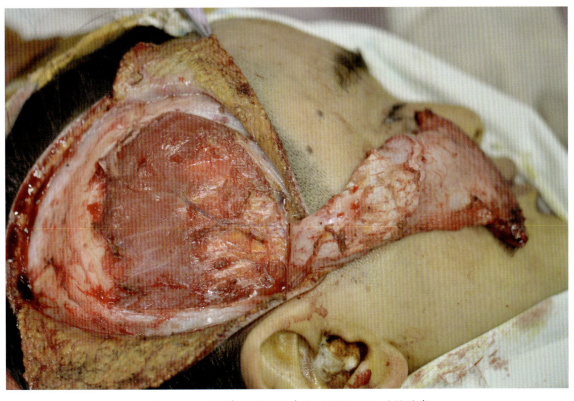

图 4-2-8　携带颞筋膜瓣在内的周围组织移植修复

带蒂的颞浅动脉顶支皮瓣移植修复术

■ 临床案例之一

带蒂的头皮岛状瓣修复外伤后眉毛的缺失（图4-2-9、图4-2-10）。

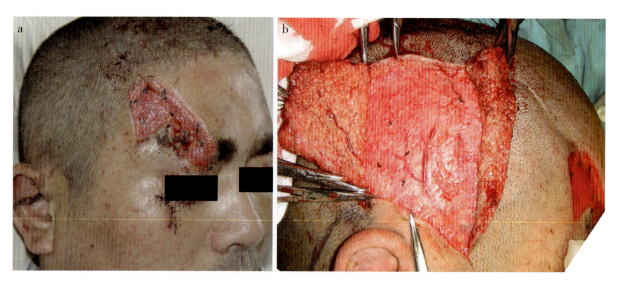

图 4-2-9 （a）外伤后额部皮肤和眉毛的缺失。（b）颞筋膜的显露

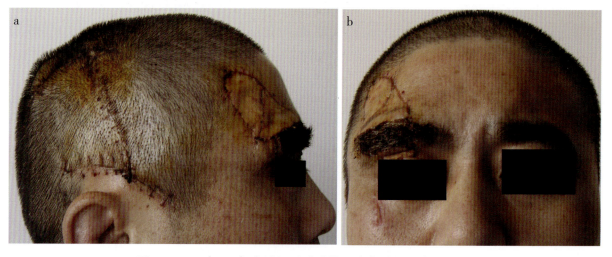

图 4-2-10 （a、b）皮瓣经隧道移植，修复眉缺损术后1周

■ 临床案例之二

带蒂的头皮岛状瓣修复外伤后眉毛缺失（图4-2-11）。

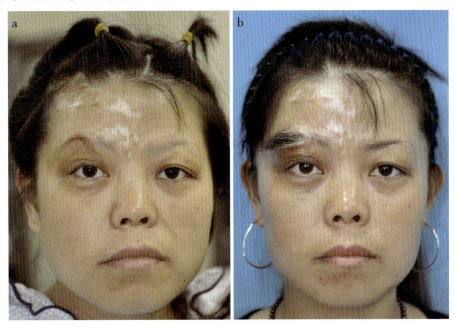

图4-2-11　（a）术前。（b）术后

■ 临床案例之三

游离颞筋膜瓣修复手背皮肤缺损（图4-2-12、图4-2-13）。

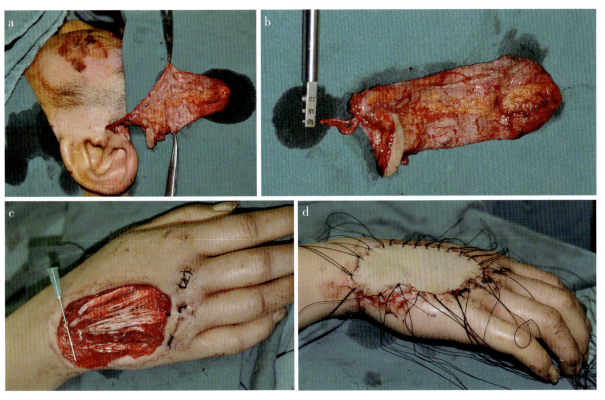

图4-2-12　（a~d）游离颞筋膜瓣并植皮，监测皮岛血供良好

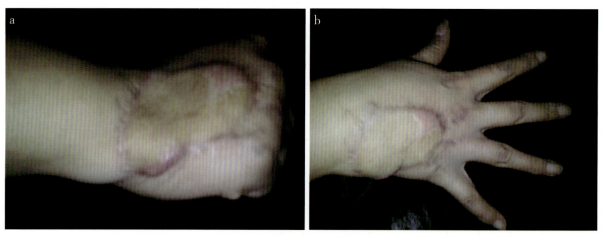

图 4-2-13 （a、b）术后随访，手的运动功能良好

■ 临床案例之四

游离颞筋膜瓣修复手背皮肤缺损（图4-2-14）。

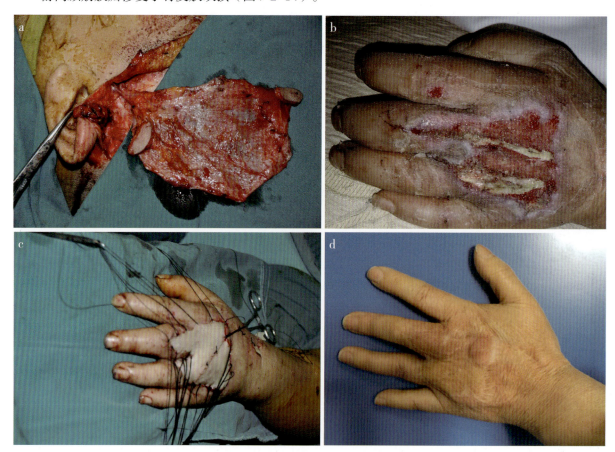

图 4-2-14 （a~c）术中。（d）术后

第三节　耳周皮瓣的选择

耳周皮下脂肪少，皮肤菲薄，活动度大，颜色、质地与面部皮肤相近，是面部缺损修复的较好供区。由于颞浅动脉与耳后动脉有非常丰富的吻合，故耳周皮瓣可设计为反流轴型皮瓣，通过切断皮瓣内的一根轴型血管，使皮瓣的血供由另一根轴型血管经过血管间的吻合支，反流进入皮瓣以为整个皮瓣供血。

■ 临床案例之一

耳前逆行岛状皮瓣修复上下睑分裂痣（图4-3-1）。

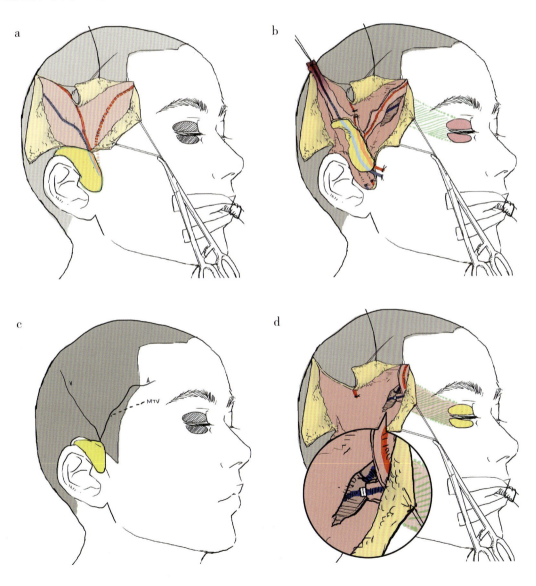

图 4-3-1 （a~d）示意图

手术过程如图4-3-2~图4-3-4所示。

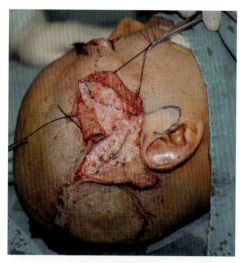

图 4-3-2　显露颞浅筋膜和其内的颞浅动脉额支及颞浅静脉，术中可见颞浅静脉和颞中静脉的吻合

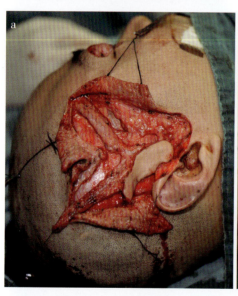 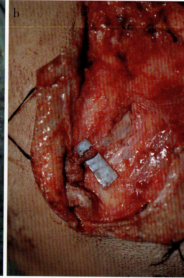

图 4-3-3　（a）获取血管蒂和皮瓣。（b）只需要吻合1根静脉

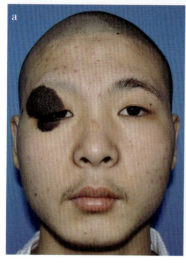 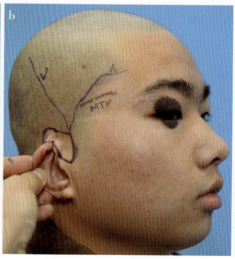 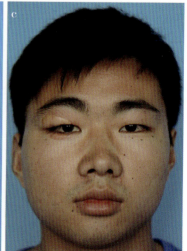

图 4-3-4　（a~c）修复前后的对照

■ 临床案例之二

耳前逆行岛状皮瓣修复上睑瘢痕挛缩（图4-3-5、图4-3-6）。

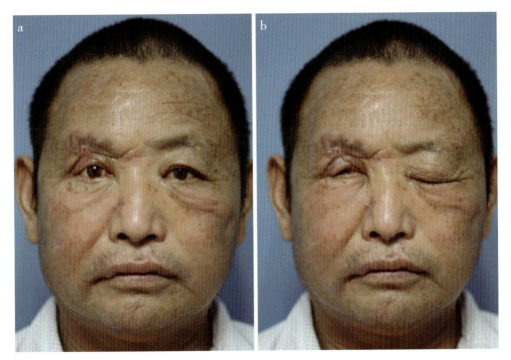

图 4-3-5 （a、b）术前

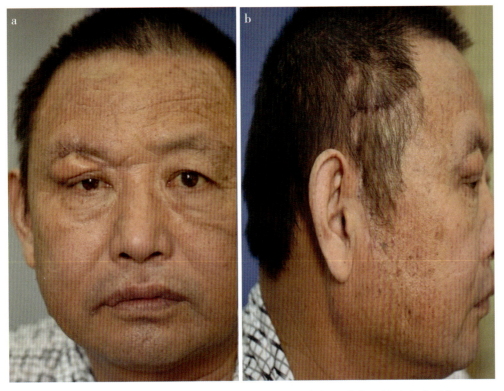

图 4-3-6 （a、b）带动脉蒂仅吻合静脉的耳前皮瓣（术后供区和受区）

■ 临床案例之三

耳前逆行岛状皮瓣修复上下睑组织缺损（图4-3-7~图4-3-11）。

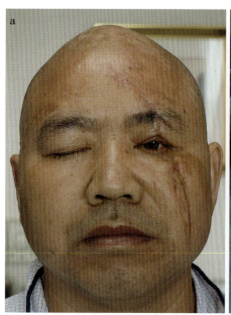
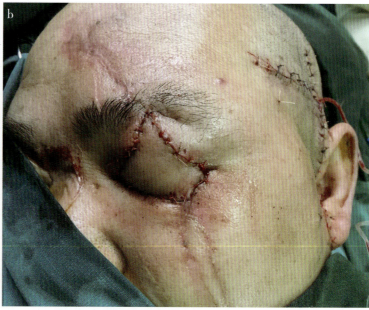

图 4-3-7 （a、b）带动脉蒂仅吻合静脉的耳前皮瓣手术前后

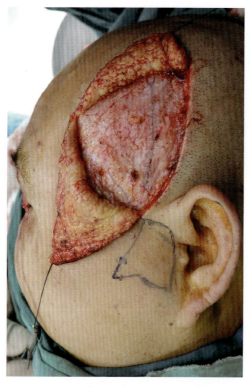

图 4-3-8 术中设计皮瓣，显露颞浅动脉额支和颞顶静脉

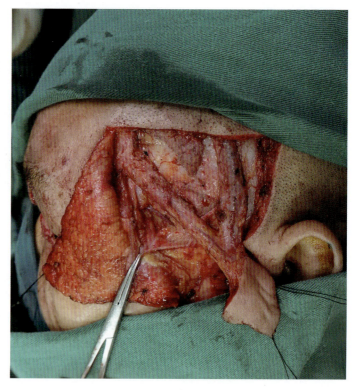

图 4-3-9 形成皮瓣

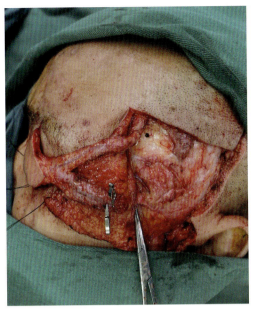
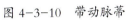

图 4-3-10　带动脉蒂

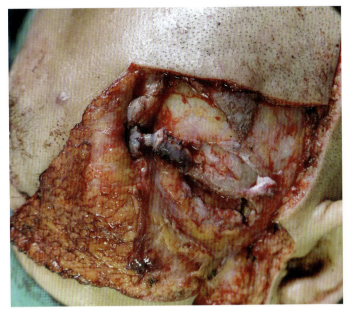

图 4-3-11　顶支静脉和颞中静脉吻合（coupler 吻合器）

■ 临床案例之四

游离的耳周皮瓣修复下唇缺损（图4-3-12~图4-3-14）。

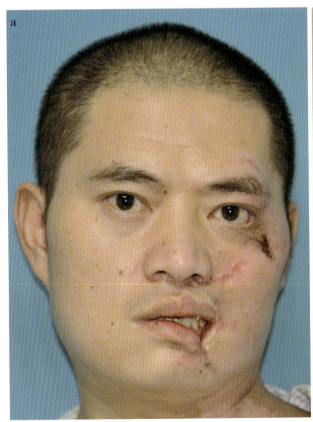
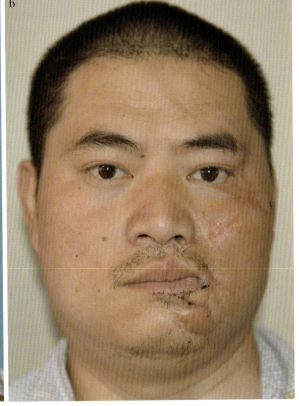

图 4-3-12　（a、b）手术前后

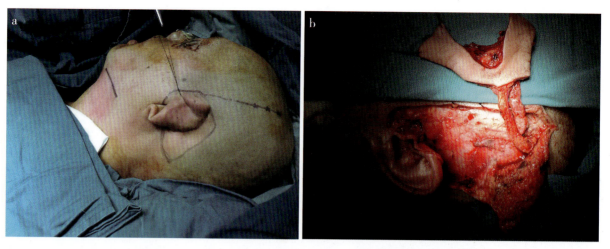

图 4-3-13 （a、b）设计皮瓣，逆向以颞浅动静脉顶支为蒂

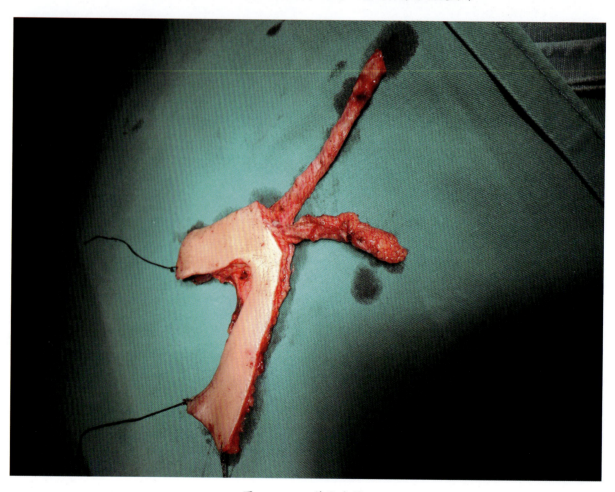

图 4-3-14　获取皮瓣

■ 临床案例之五

游离的耳周皮瓣修复额部缺损（图4-3-15、图4-3-16）。

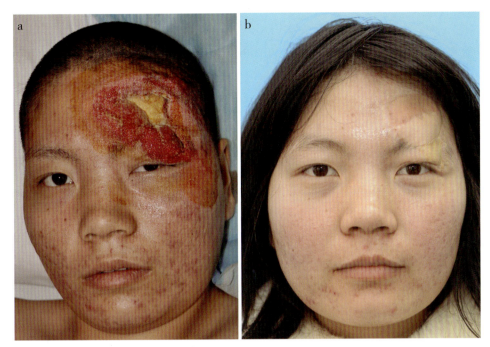

图 4-3-15 （a、b）手术前后

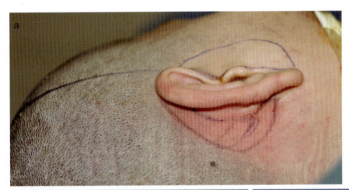

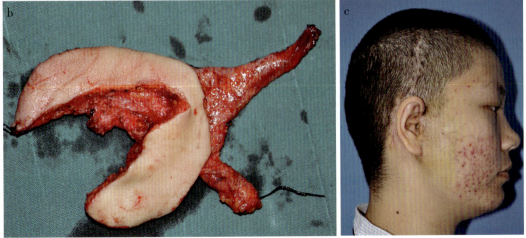

图 4-3-16 （a）设计皮瓣。（b）获取皮瓣。（c）供区一期缝合

■ 临床案例之六

耳后扩张逆行反流轴型皮瓣再造鬓角（图4-3-17）。

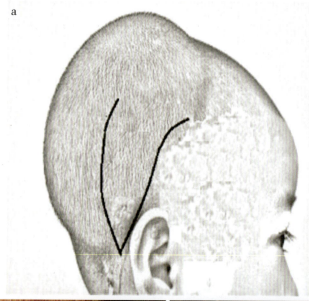

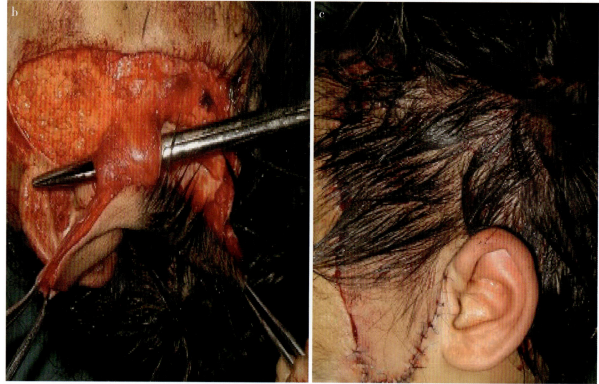

图 4-3-17 （a~c）扩张耳后皮瓣异位形成鬓角

第四节　基于颞浅动静和耳后动静脉choke 支的皮瓣

颞浅动脉一个很重要的分支是在外耳道上方水平向后发出的分支，和耳后动脉交通，利用此交通支可以设计相应皮瓣。同时在远端顶部也和耳后动脉分支形成吻合，可以作为带长蒂的皮瓣。所有这些皮瓣都需要携带颞浅筋膜层（图4-4-1、图4-4-2）。

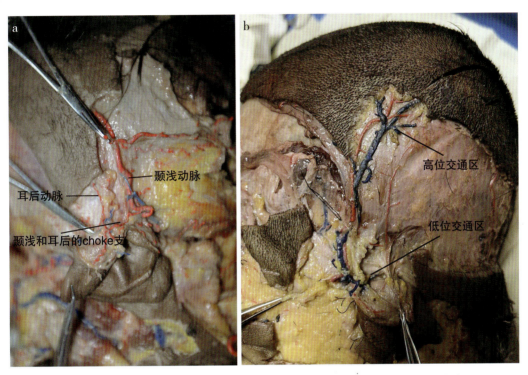

图 4-4-1 （a、b）显示颞浅动脉和耳后动脉之间的不减小管径的 choke 支。（b）显示颞浅动脉和耳后动脉之间的两级 choke 支

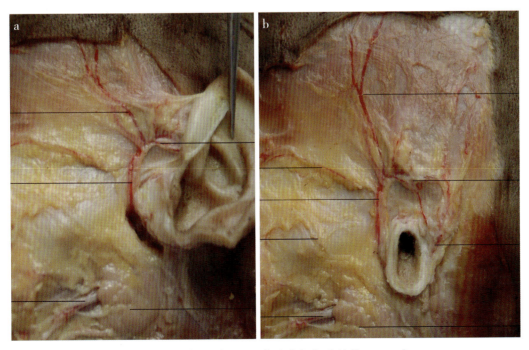

图 4-4-2 （a、b）显示外耳道上方的低位 choke 支

标本上显示该支为基础的耳后皮瓣（图4-4-3、图4-4-4）。

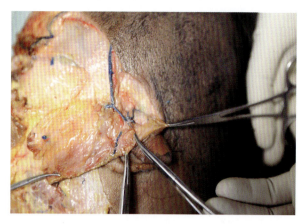 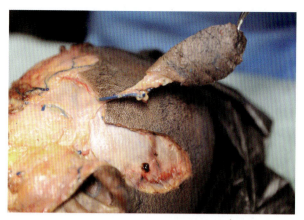

图 4-4-3　显示两血管之间的不减小管径的 choke 支　　图 4-4-4　以颞浅耳后支为蒂的耳后皮瓣形成

临床案例之一

耳后枕部皮瓣移植修复头皮缺损（图4-4-5）。

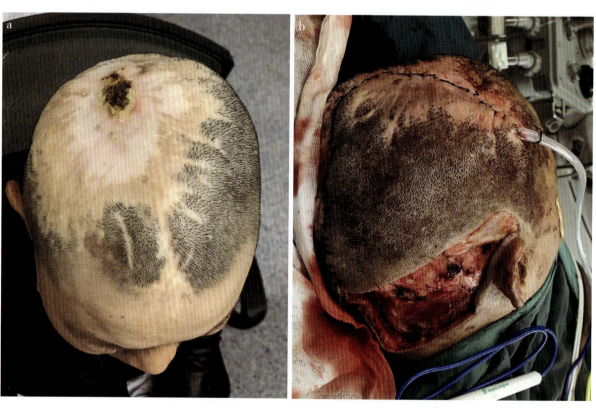

图 4-4-5　（a）术前和（b）术中皮瓣形成后移植，创面植皮

■ 临床案例之二

　　以高位的吻合支为蒂形成逆行灌注皮瓣，动脉供血没有问题，但是有静脉瘀滞的可能，需要注意（图4-4-6）。

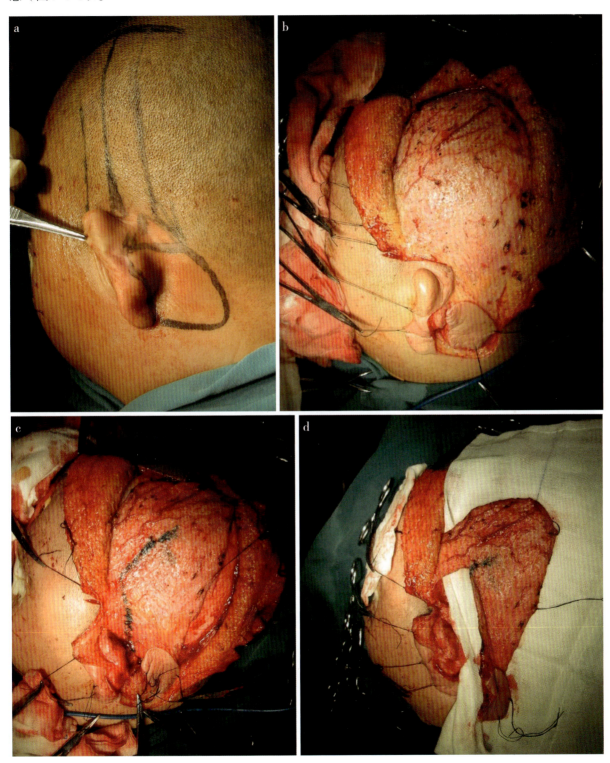

图 4-4-6 （a）皮瓣设计。（d）颞浅筋膜浅面分离，显露出两套血管。（c）亚甲蓝标记处为欲切开处。（d）以颞浅动脉为蒂的耳后皮瓣形成

■ 临床案例之三

以高位的吻合支为蒂形成逆向灌注皮瓣，由于静脉淤瘀滞导致远端皮肤坏死的案例。经验是：跨血管域的血供存在不确定性；面颈部存在动静脉分离供血的解剖特征（图4-4-7～图4-4-11）。

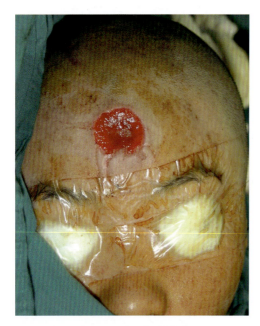

图4-4-7　术前创面

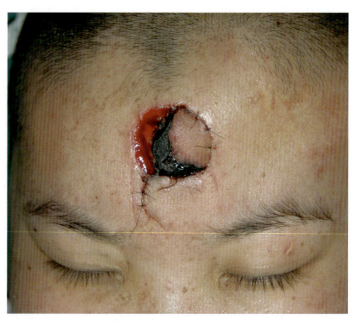

图4-4-8　皮瓣远端近一半的面积静脉瘀滞坏死，已经被去除

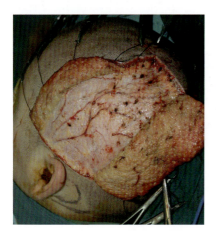

图4-4-9　显露颞浅筋膜

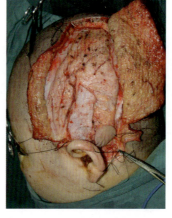

图4-4-10　纵向劈开颞浅筋膜，使总蒂足够长

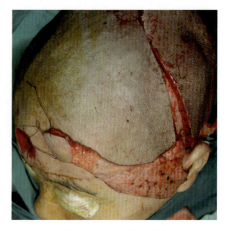

图4-4-11　拟移植

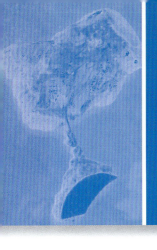

第五章　胸壁皮瓣的选择策略

胸部皮瓣的设计主要依赖两大血管体系：乳内动脉和胸肩峰动脉。两者都有穿过胸大肌的穿支皮瓣。两者在胸大肌内有choke支，在皮瓣上也有choke支。临床上大多以带蒂移植为主，修复胸部正中、锁骨上区的缺损。还可以通过以胸肩峰动脉为蒂、胸大肌桥接设计乳内动脉穿支皮瓣来获取更长的移植物（可应用于颈部甚至舌的修复）。除此以外，尚有颈横动脉穿支皮瓣、胸外侧动脉穿支皮瓣和肋间动脉穿支皮瓣等，应用相对较少，不在此赘述。

第一节　乳内动脉穿支皮瓣及其应用

乳内动脉穿支皮瓣及其应用（图5-1-1~图5-1-4）。

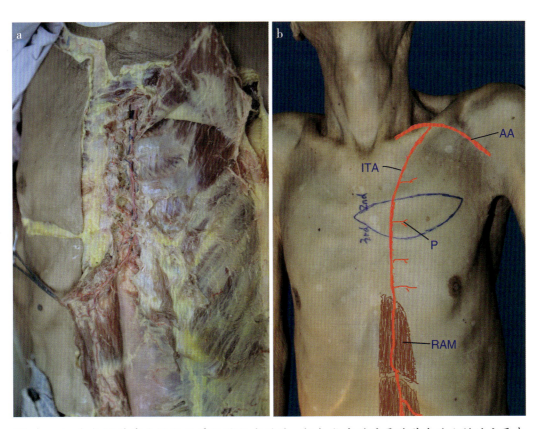

图5-1-1 （a）胸骨旁去除肋软骨显露乳内动脉。（b）乳内动脉是胸壁皮肤血供的主要来源，在发出皮肤支前有胸大肌分支，而胸肩峰动脉则是营养胸大肌的主要来源。ITA：胸廓内动脉（乳内动脉）；AA：锁骨下动脉；P：穿支；RAM：腹直肌

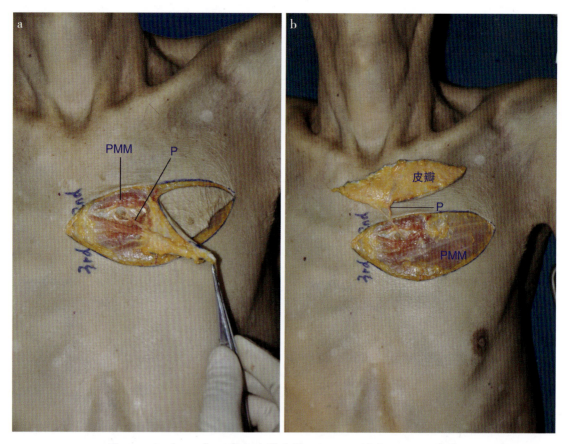

图 5-1-2 （a、b）以穿支为蒂旋转。PMM：胸大肌；P：穿支

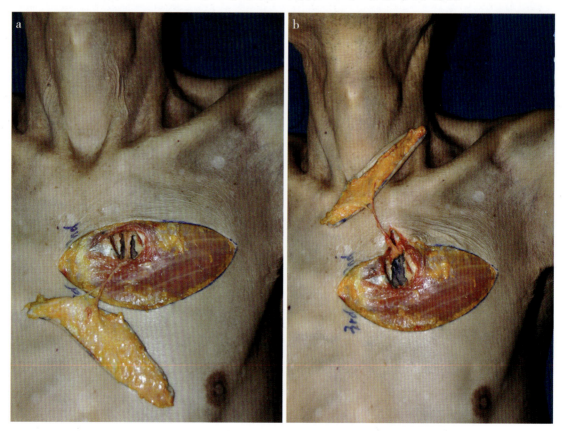

图 5-1-3 （a、b）以乳内动脉上下主干为蒂旋转

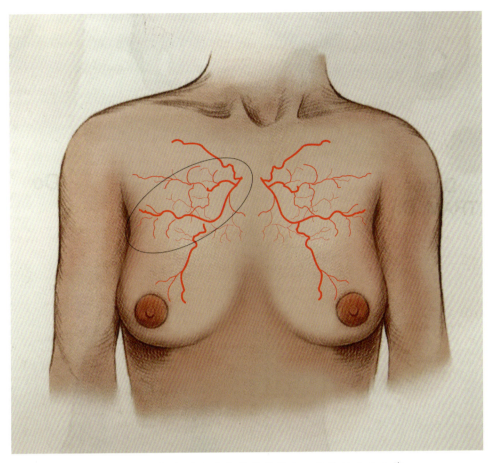

图 5-1-4 乳内动脉穿支是营养乳头、乳晕的主要血管

■ 临床案例

以乳内动脉穿支为蒂旋转修复胸部正中皮肤缺损（图5-1-5）。

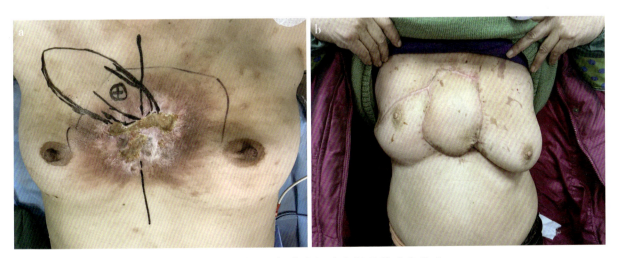

图 5-1-5 （a、b）瘢痕切除皮瓣移植手术前后

第二节　胸肩峰动脉穿支皮瓣

　　胸肩峰动脉起自腋动脉，它是营养胸大肌的主要血管。胸大肌皮瓣血供好、面积大，但是会牺牲胸大肌，而穿支皮瓣则不需要携带肌肉。有研究显示，胸肩峰动脉穿支的出现率是87.5%，基本分布在以锁骨中线下缘下6cm为中心、半径为2cm内的圆周周围。图5-2-1为胸肩峰动脉及其穿支的灌注标本解剖图，图5-2-2为实际应用图。

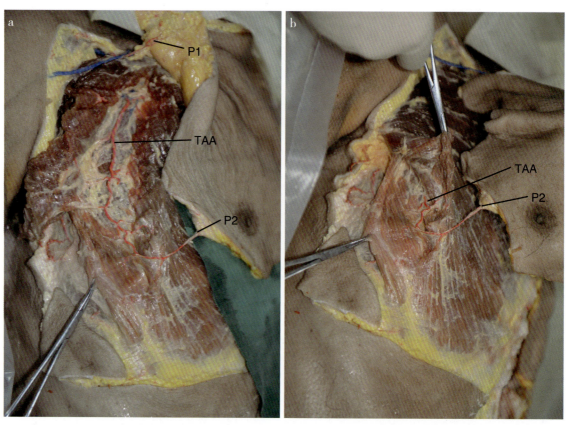

图5-2-1　（a、b）胸肩峰动脉（TAA）在胸大肌深面和肌肉内走行，靠胸大肌外侧发出皮肤穿支。一般近段分支（P1）较为粗大，适合做候选穿支。为获得更长蒂，可以在肌肉下进一步游离胸肩峰动脉的蒂部

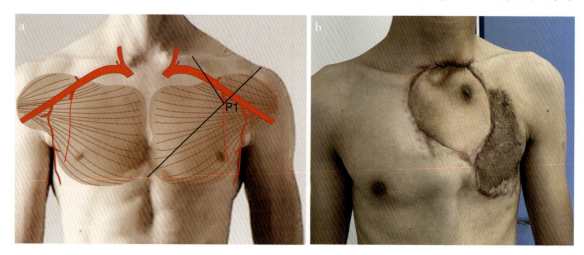

图5-2-2　以胸肩峰动脉近段穿支为蒂旋转修复胸骨上端皮肤缺损，携带乳头、乳晕周围的皮肤。（a）为示意图，P1 大概率为穿支血管处。（b）为实际应用

■ 临床案例

锁骨上区的皮肤恶性肿瘤复发，胸肩峰穿支皮瓣修复（图5-2-3、图5-2-4）。

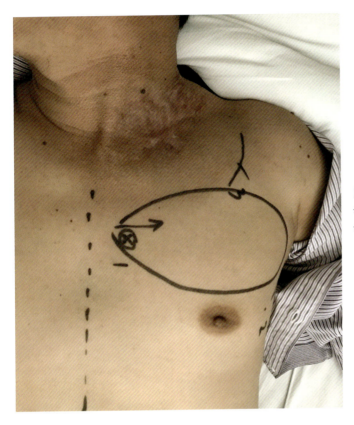

图5-2-3　可以选择以胸肩峰动脉或者乳内动脉为蒂。从旋转方便角度而言，以胸肩峰动脉为蒂更好

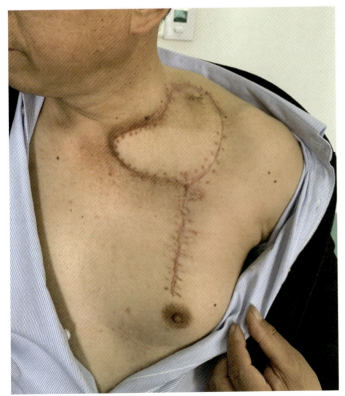

图5-2-4　以胸肩峰动脉近段穿支为蒂旋转修复锁骨上端皮肤缺损

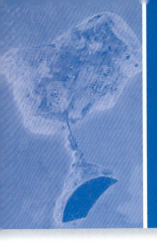

第六章　背部皮瓣的选择策略

背部皮肤比较厚、耐磨，可以切取大块组织而直接关闭供区，而且血供好、比较隐蔽，因此是最常用的供区之一。（肌）皮瓣的选择取决于其血管体区，具体某块皮瓣的血供可能是多源性血供，背部也是这样，背部皮瓣的血供来源主要有胸背动脉穿支、肩胛动脉分支、颈横动脉分支、胸外侧动脉分支、肋间动脉分支、腰动脉分支等。

第一部分　胸背动脉穿支皮瓣

第一节　胸背动脉穿支皮瓣的解剖基础

胸背动脉穿支在穿出肌肉前，营养着大面积的背阔肌，后者是整形外科医生最常选择使用的材料，经常统称为背阔肌肌皮瓣。该肌皮瓣移植修复创面、覆盖和容积填充是背阔肌最经典和应用最多的功能，其中带蒂转移经常是修复小范围胸壁和乳房皮肤缺损的第一选择。临床上选择方式有多种：

（1）直接肌瓣：适用于不需要皮肤的部位，有强大的抗感染功能。

（2）肌瓣+植皮：可以避免创面修复后的臃肿。

（3）肌皮瓣：填充创面并行皮肤覆盖，可以切取全部背阔肌，更大创面时加上前锯肌。

（4）只切取穿支皮瓣：不携带肌肉，避免损伤肌肉和造成臃肿外形，需要解剖穿支。

（5）携带更多的皮肤和皮下脂肪组织作为填充物，后期辅助使用脂肪移植可以解决乳房体积问题。

（6）将背阔肌和穿支皮瓣作为kiss皮瓣，扩大了面积，并可避免臃肿外形。

（7）同时获取小的穿支皮瓣作为监测皮瓣，最后去除该皮瓣需要更大面积皮肤，可以预先扩张穿支皮瓣，供区直接缝合。

（8）带神经的肌瓣可用于肌肉缺损的功能性修复，如面瘫、上肢肌肉的替代等。

胸背动脉的外科意义与以下3个概念有关。

（1）神经血管窗。胸背动脉起自肩胛下动脉后，斜向下走行约2cm，在肩胛下角平面上方约3.5cm、肩胛下角垂线外侧5~6cm处即分为内侧支和外侧支；从外形上看，也有人称其为水平支和垂直支，即为胸背动脉的神经血管窗。

（2）胸背动脉的穿支。胸背动脉在分为内侧支与外侧支后，两支动脉紧贴肌肉走行而入肌，分别再发出不同方向的节段动脉，营养相应节段背阔肌。每支平均发出2支管径在0.5mm以上的穿支。

（3）穿支集中区域。将神经血管窗设计为a点，髂嵴水平线与脊柱正中垂线的交点为b点，两点之间的连线ab即为胸背动脉、静脉及神经的长轴，肩胛下角的水平线与ab轴的交点为c点，以c点为圆心，以3cm为半径画圆，该圆内即为直径大于0.5mm的肌皮穿支血管的集中区域（图6-1-1-1、图6-1-1-2）。

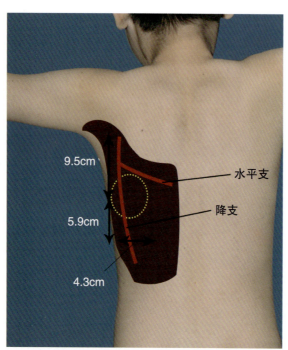

图6-1-1-1　神经血管窗示意图

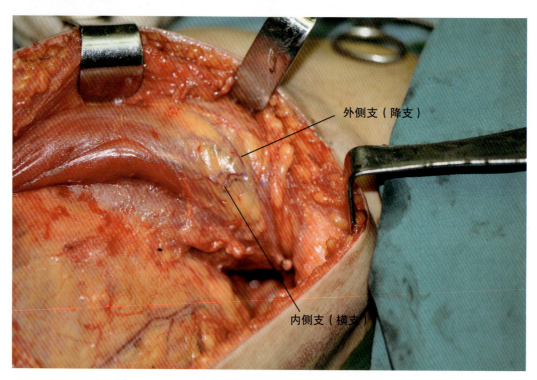

图6-1-1-2　左侧卧位显示右侧背阔肌深面。在背阔肌前缘掀起显露，可见胸背动脉先在肌肉外分支走行再进入肌肉

图6-1-1-3~图6-1-1-7为胸背动脉穿支进入背阔肌并发出穿支的过程。

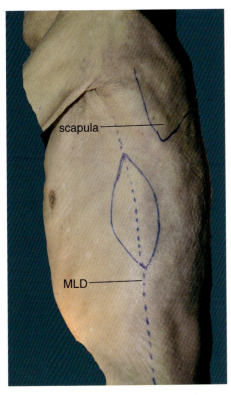

图 6-1-1-3 腋后线与髂后上棘之间的连线是背阔肌前缘（MLD）的大概体表标志。scapula：肩胛骨

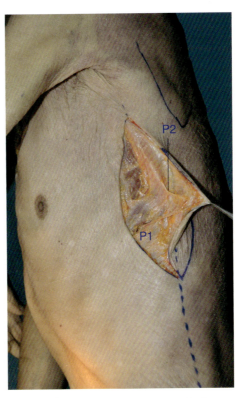

图 6-1-1-4 切开左侧皮肤，掀起背阔肌前缘，皮下层辨识可能出现的穿支和肌肉前缘。P1为肌肉前缘穿支，P2为真正的背阔肌穿支。解剖发现P1起自肋间动脉

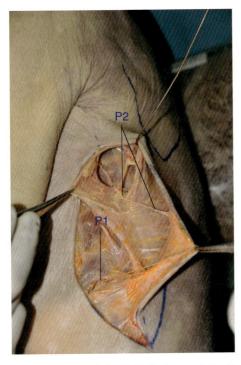

图 6-1-1-5 逆行解剖穿支 P2 的肌肉内部分

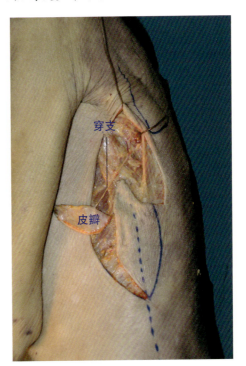

图 6-1-1-6 形成穿支皮瓣

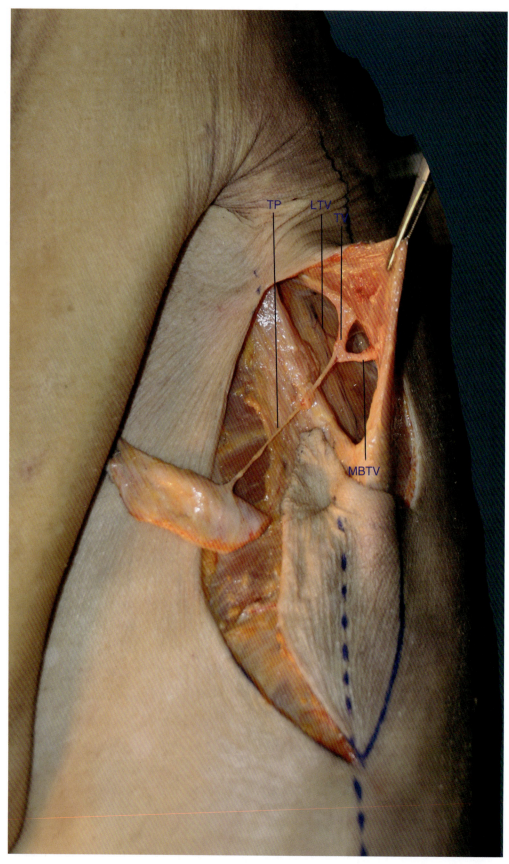

图 6-1-1-7 进一步逆向解剖蒂部，发现胸背动脉主干分出内侧支（横支）和外侧支（降支）。解剖出的皮瓣由外侧支发出。TP：胸背动脉穿支；LTV：外侧支；TV：胸背血管；MBTV：胸背血管内侧支

■ 临床案例之一

从背阔肌前缘肌肉内解剖出两个较大的的降支穿支（图6-1-1-8、图6-1-1-9）。

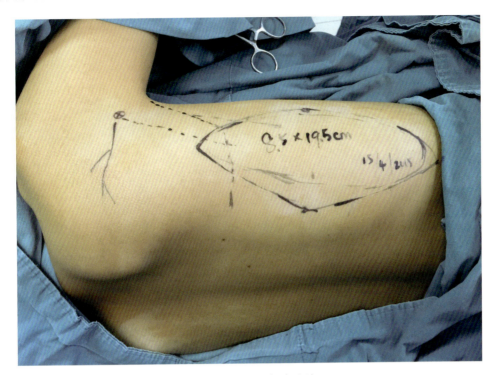

图 6-1-1-8　术前设计

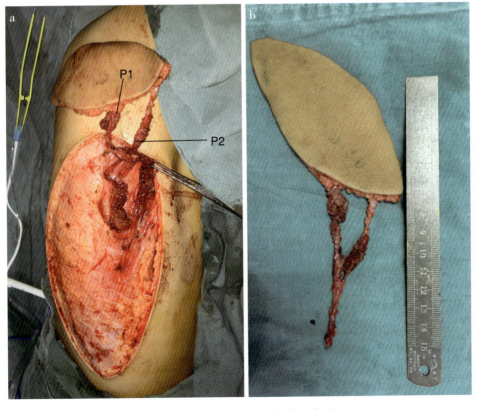

图 6-1-1-9　（a、b）术中获取皮瓣

■ 临床案例之二

以内侧支（水平横支）为蒂的皮瓣形成（图6-1-1-10、图6-1-1-11）。

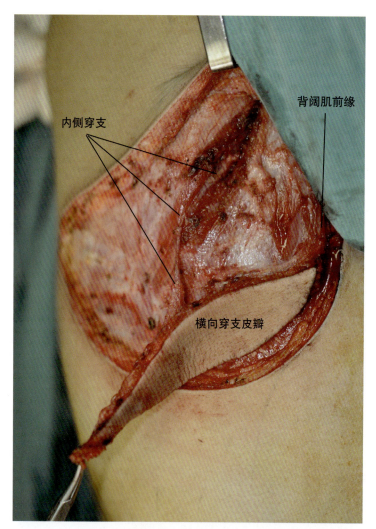

图 6-1-1-10　游离出血管蒂和皮瓣

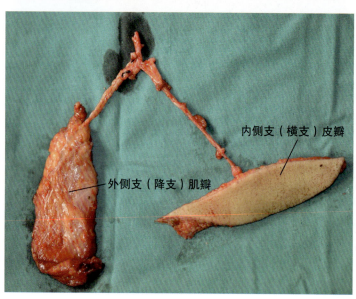

图 6-1-1-11　术中获取皮瓣和肌瓣

第二节　获取胸背动脉水平穿支皮瓣

在肩胛下角下设计横向皮瓣，可以形成隐蔽的横向瘢痕。如果需要植皮，可以就地取薄的皮片，一举两得。

■ 临床案例之一

横向切口获取水平穿支的设计过程（图6-1-2-1~图6-1-2-3）。

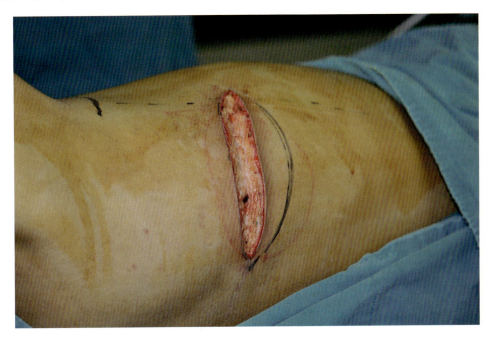

图 6-1-2-1　术前未进行任何血管检查下的探查切口，常规采用横向切口，更加隐蔽。切开皮下组织时要注意任何管径稍大的血管都可能是潜在的穿支

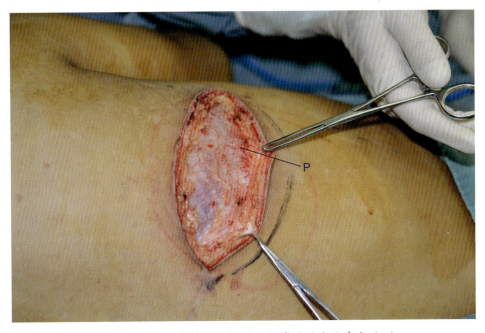

图 6-1-2-2　找到一支肉眼可见搏动的皮肤穿支（P）

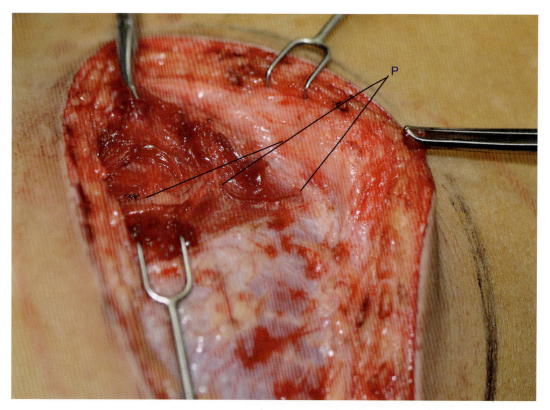

图 6-1-2-3　逆行探查肌肉内穿支的走行

■ 临床案例之二

纵向切口获取水平穿支的设计过程（图6-1-2-4~图6-1-2-6）。

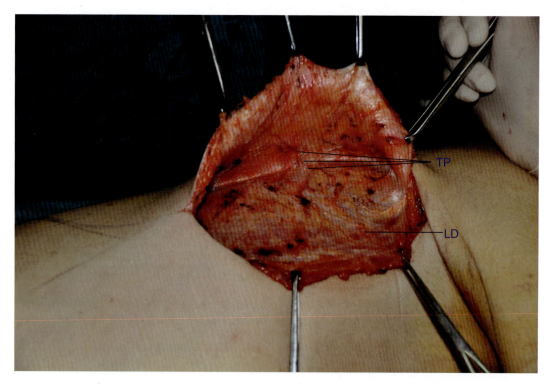

图 6-1-2-4　在肌膜的浅层分离，发现内侧穿支（TP），组织钳夹住的是背阔肌（LD）的前缘

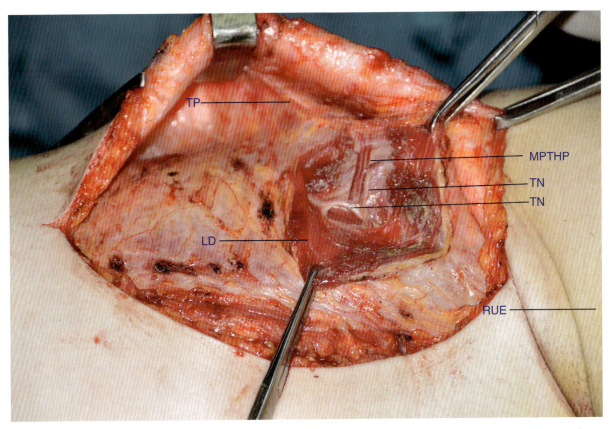

图 6-1-2-5　逆向解剖背阔肌（LD）内的血管，有神经（TN）伴行。MPTHP：内侧穿支；RUE：腋窝；TP：胸背动脉穿支

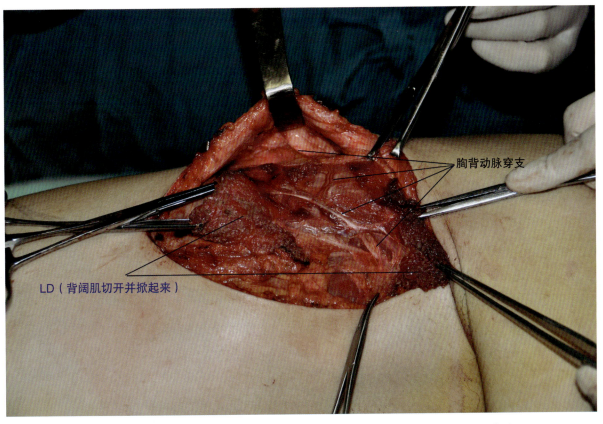

图 6-1-2-6　全程显示内侧穿支的形成过程，白色发亮的是支配肌肉的胸背神经

第三节　获取胸背动脉降支穿支皮瓣

■ 临床案例之一

腋窝挛缩性瘢痕的修复（图6-1-3-1~图6-1-3-3）。

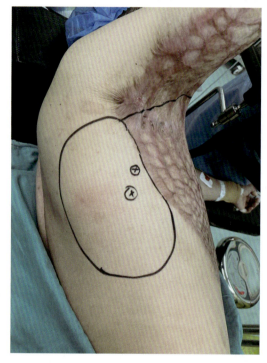

图 6-1-3-1　皮瓣的设计

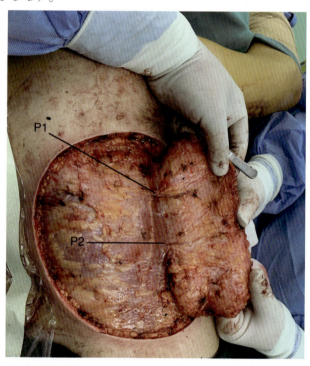

图 6-1-3-2　显示在背阔肌前缘的两个穿支（P1、P2）

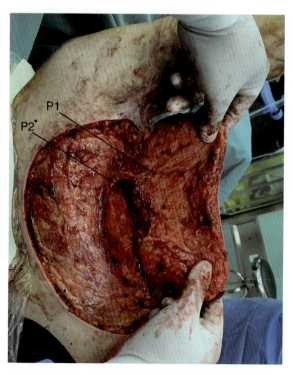

图 6-1-3-3　携带少量肌袖可以加快手术过程

■ 临床案例之二

颅骨移植物外露并有头皮缺损的修复（图6-1-3-4、图6-1-3-5）。

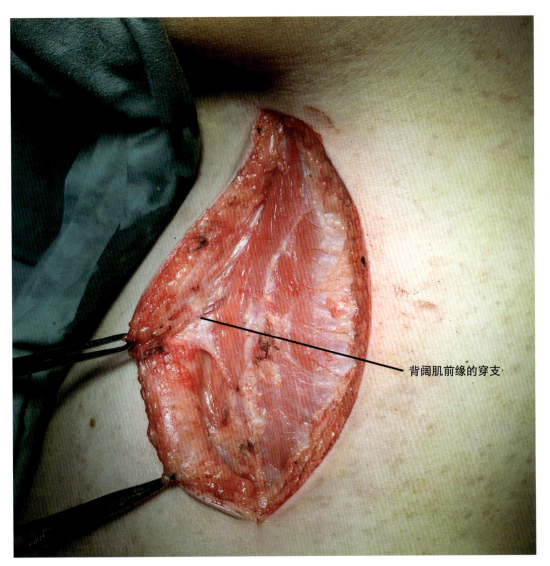

背阔肌前缘的穿支

图 6-1-3-4　通过垂直切口能迅速在背阔肌前缘找到降支的粗大穿支

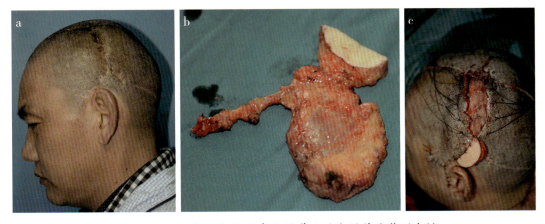

图 6-1-3-5　（a~c）利用穿支携带小的皮瓣作为监测皮瓣

第四节　头皮重建优先考虑背阔肌肌瓣

　　头皮缺损经常见于肿瘤切除后颅骨外露、窦道感染、支架外露等难愈创面，对于组织血供的要求高。背阔肌由于肌肉量大，血供好，后期失神经萎缩后厚度适宜，是修复头皮缺损的可靠选择。

■ 临床案例之一

　　图6-1-4-1~图6-1-4-3显示的是1例典型病例，患多胚层异常增生综合征，为典型的游离背阔肌肌皮瓣覆盖缺损案例。供区创面一期关闭。

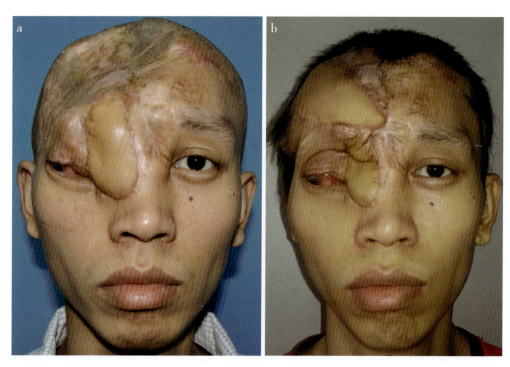

图 6-1-4-1 （a）修复前。（b）术后 1 年

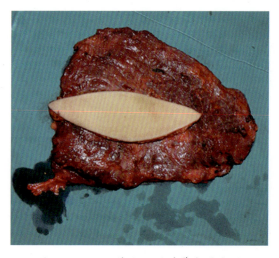

图 6-1-4-2　获取肌瓣并带少量皮瓣

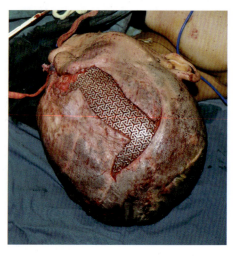

图 6-1-4-3　显露钛网

临床案例之二

对于钛网外露，游离背阔肌＋植皮（图6-1-4-4）。

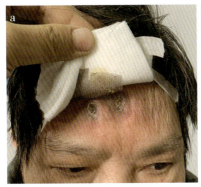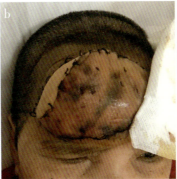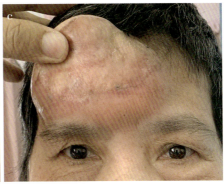

图 6-1-4-4　（a）修复前。（b）术后 7 天植皮存活。（c）显示 3 个月时的情况

临床案例之三

头皮肿瘤切除术后，游离背阔肌＋植皮（图6-1-4-5）。

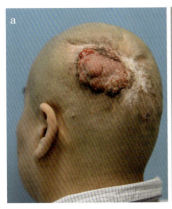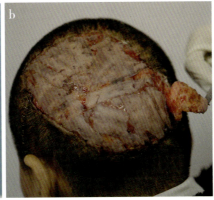

图 6-1-4-5　（a）修复前。（b）术后
10 天植皮存活。显示携带一个小的监
测皮瓣

临床案例之四

修复颅骨外露（图6-1-4-6）。

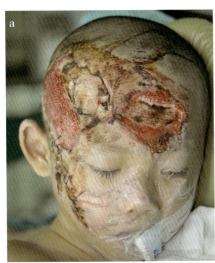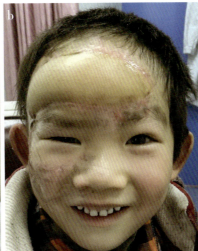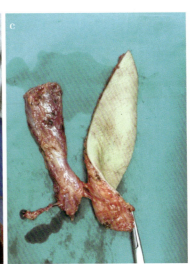

图 6-1-4-6　（a）术前。（b）术后。（c）肌皮瓣

■ 临床案例之五

修复骨外露（图6-1-4-7）。

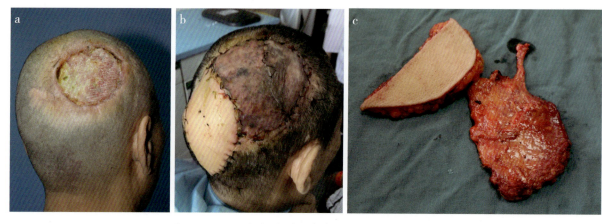

图 6-1-4-7 （a）术前。（b）术后。（c）肌皮瓣

■ 临床案例之六、七

颅面感染的修复（图6-1-4-8、图6-1-4-9）。

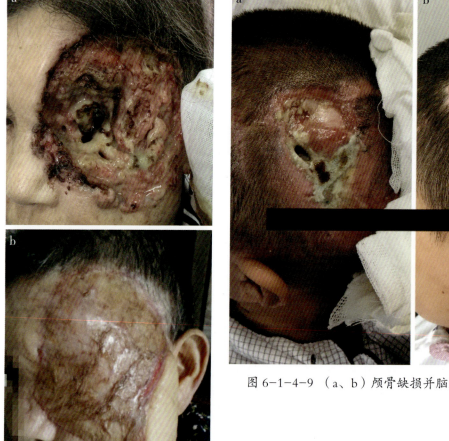

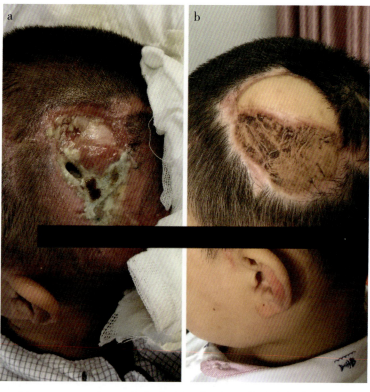

图 6-1-4-9 （a、b）颅骨缺损并脑组织感染修复手术前后

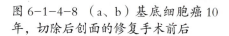

图 6-1-4-8 （a、b）基底细胞癌10
年，切除后创面的修复手术前后

临床案例之八

修复臀部大面积缺损（图6-1-4-10）。

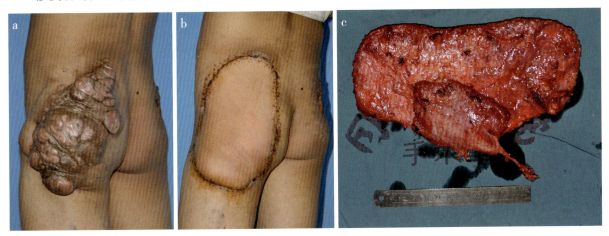

图 6-1-4-10 （a、b）臀部良性肿瘤切除后修复前后。（c）皮瓣

临床案例之九

扩张的胸背动脉穿支皮瓣修复颈部瘢痕挛缩畸形（图6-1-4-11、图6-1-4-12）。

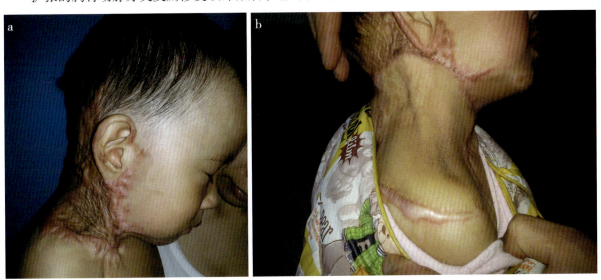

图 6-1-4-11 （a、b）采用扩张的背阔肌穿支皮瓣游离移植术前和术后 2 年

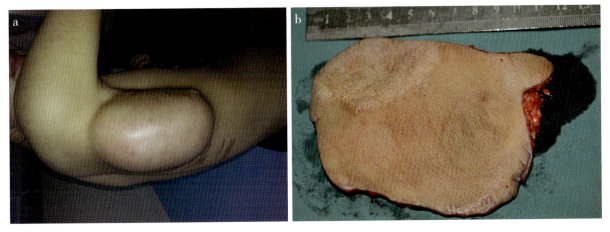

图 6-1-4-12 （a）术前扩张状态和（b）术中获得皮瓣

■ 临床案例之十

利用背阔肌肌皮瓣的容量填充乳房缺损（图6-1-4-13~图6-1-4-16）。

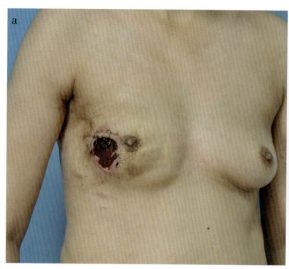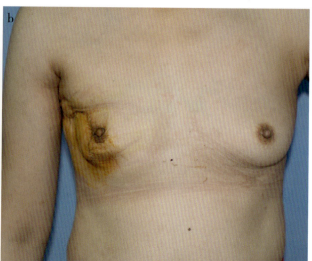

图 6-1-4-13 （a、b）假体外露去除后采用背阔肌肌皮瓣填充手术前后

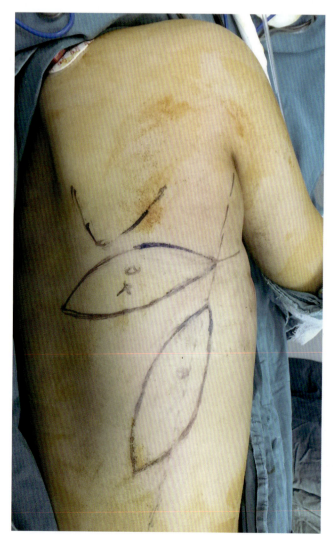

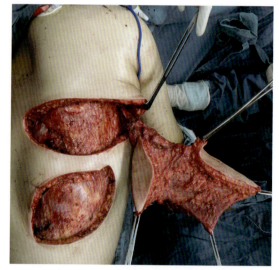

图 6-1-4-15 掀起皮瓣准备移植

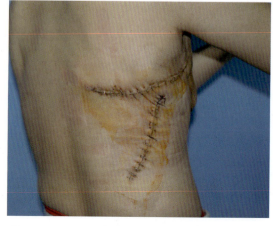

图 6-1-4-14 术中标记水平支和降支　　图 6-1-4-16 通过水平和纵向设计供区一期缝合

■ 临床案例之十一

与上一案例为同一个人，同时行背阔肌肌皮瓣和股前外侧皮瓣修复两处缺损（图6-1-4-17~图6-1-4-20）。

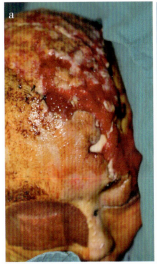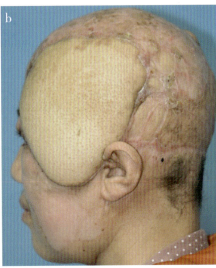

图 6-1-4-17 （a、b）车祸受伤后左颞部头皮缺损修复手术前后

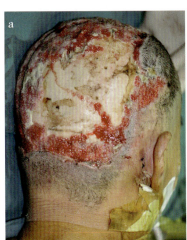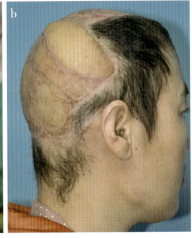

图 6-1-4-18 （a、b）车祸受伤后右枕部头皮缺损修复手术前后

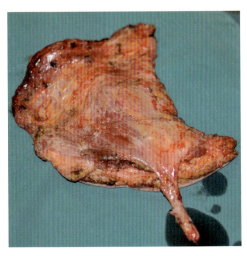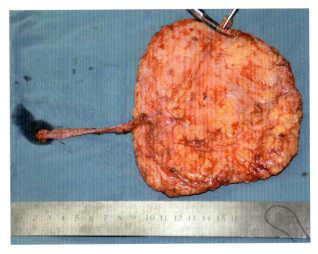

图 6-1-4-19 背阔肌肌皮瓣的获取

图 6-1-4-20 ALT皮瓣的获取，长蒂，由于颞部血管损伤，遂与下颌缘处的面动静脉吻合

第五节　背阔肌皮瓣用于面瘫修复

　　王玮率先报道应用超长蒂背阔肌一期修复陈旧性面瘫，免去一期的跨面神经移植。缺点是可能出现肌力稍差。但如果同期吻合咬肌神经，能加快肌肉的神经化。图6-1-5-1~图6-1-5-4为1例典型案例。

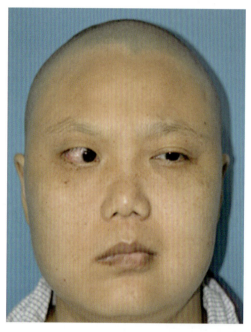

图 6-1-5-1　术前右侧完全面瘫

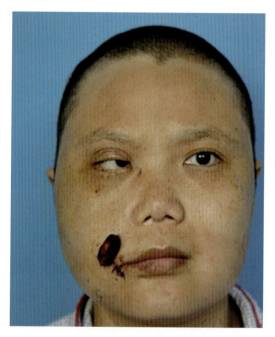

图 6-1-5-2　术后1周，部分肌瓣露出，观察血供

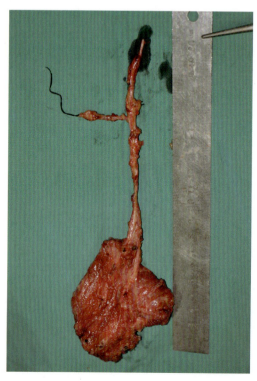

图 6-1-5-3　获取携带超长血管神经蒂的背阔肌

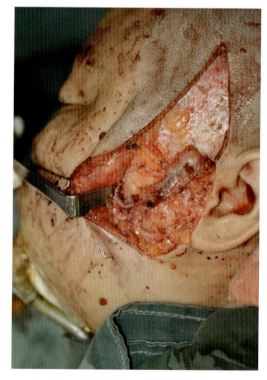

图 6-1-5-4　血管神经均在左侧吻合

第六节　背阔肌的多源性血供

背阔肌面积大，主要由胸背动脉供血，其被覆皮肤血供来源多样，但是胸背动脉穿支供应的区域非常可靠，由于血管粗大、可靠性高、面积大和隐蔽性好，是头颈重建的主力皮瓣（图6-1-6-1）。

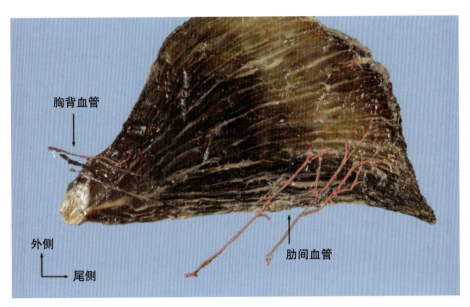

图 6-1-6-1　背阔肌肌瓣

背阔肌远端的优势血供来源于肋间动脉，尽管和胸背动脉有丰富的choke吻合支，但是在choke支阻力大，或者因长期吸烟等有血管病变的情况下，单独胸背动脉供血会导致远端肌肉的缺血。图6-1-6-2所示的是1例典型案例。此类情况也可以发生于其他肌瓣上，例如下斜方肌肌瓣。

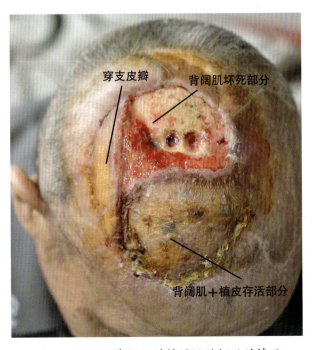

图 6-1-6-2　背阔肌移植区远端坏死的情况

第二部分　肩胛皮瓣（scapular flap）

第一节　肩胛皮瓣的基础和应用

肩胛皮瓣是修复重建的最常见也是必须掌握的皮瓣之一。特点如下：

（1）其支配血管是旋肩胛动静脉，发自肩胛下动脉，穿过所谓的三边间隙，即大圆肌（TM）、肱三头肌（TBM）和小圆肌之间，支配肩胛骨附近的皮肤，属于直接皮支，如图6-2-1-1所示。三边间隙还有一个内侧缘，即肩胛骨的外侧。

（2）血管恒定可靠，管径粗，便于吻合。血管主干出三边间隙后一般很快分支。为了获得更长的血管蒂，可以解剖三边间隙，但很有限；或者游离血管进入皮肤的点，特别是降支，有时进入皮肤处离主干很远可以获得很长的血管蒂。

（3）皮瓣血供丰富，可以选择性地获取不同面积的皮瓣。经典的皮瓣有4个：以横支为蒂的皮瓣：在近脊柱侧有肋间后动脉在皮下形成丰富的血管网，该皮瓣可以越过中线。以降支为蒂的皮瓣：发育良好的降支，皮瓣下缘可以到达髂后棘。斜前支：为蒂的皮瓣有支斜向下前走行，走向乳房下皱襞，可以获取较薄而柔软的皮瓣。扩大的肩胛皮瓣：可以携带更多的分支，如同时获取横支和降支，将获取更大的皮瓣。

（4）可以同时获取骨瓣，通过两种方式获取：三边间隙内获取旋肩胛动脉的肌肉骨分支（图6-2-1-2、图6-2-1-3）；胸背动脉有一分支营养肩胛骨下角的角动脉。均可以和皮瓣分开获取。

（5）供区隐蔽。多数可以直接关闭，以降支为蒂的皮肤宽带不要超过9cm，以横支为蒂的则不要超过7cm，具体和皮肤的弹性及脂肪的厚度有关。面积大的植皮后经过束带压迫可淡化瘢痕外观。

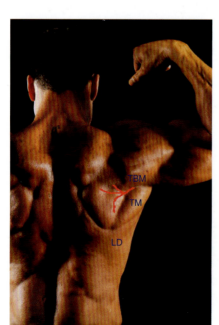

图 6-2-1-1　旋肩胛动脉从三边间隙出来。TBM：肱三头肌；TM：大圆肌；LD：背阔肌

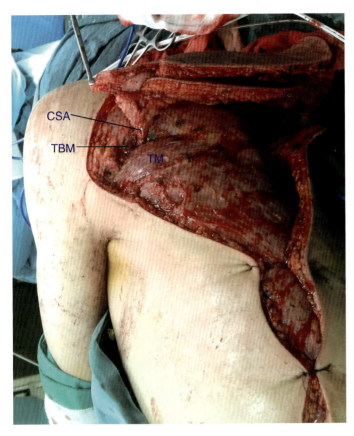

图 6-2-1-2　分别获取以横支、降支为蒂的皮瓣，掀起皮瓣后显露从三边间隙露出的旋肩胛动静脉和分支。CSA：旋肩胛动脉；TBM：肱三头肌；TM：大圆肌

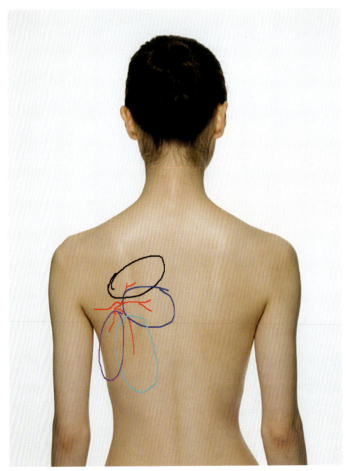

图 6-2-1-3　旋肩胛动静脉，以较明显的几个分支为蒂分别获取皮瓣，管径越粗，包括的分支越多，则皮瓣面积越大

第二节　以降支为蒂的肩胛皮瓣解剖

以降支为蒂的肩胛皮瓣的解剖详见图6-2-2-1~图6-2-2-5。

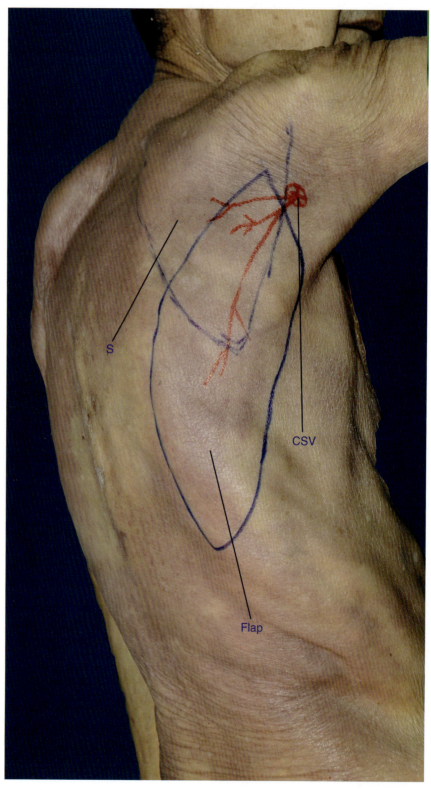

图 6-2-2-1　以发育良好的降支为蒂形成皮瓣。CSV：旋肩胛静脉；Flap：皮瓣；S：肩胛骨

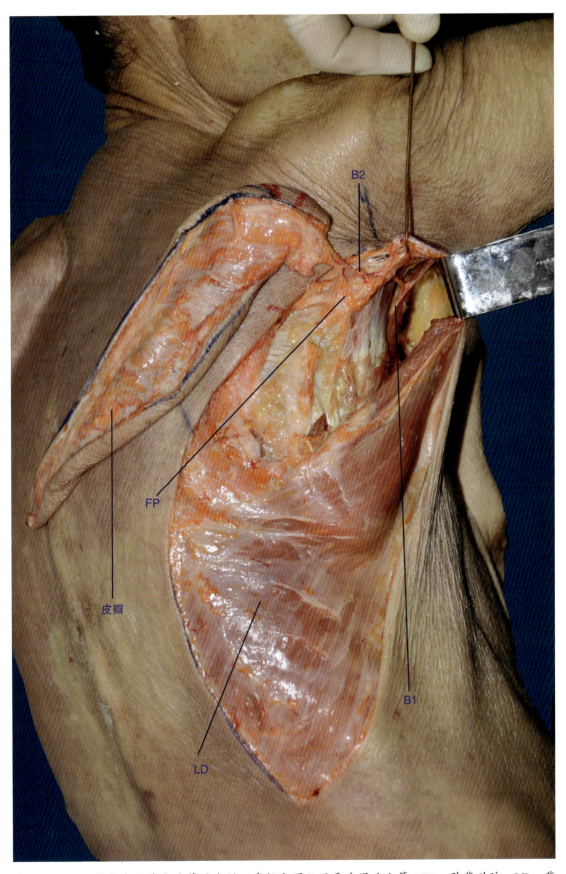

图 6-2-2-2　游离出以降支为蒂的皮瓣，牵拉大圆肌显露出源头血管。B1：胸背动脉；LD：背阔肌；B2：旋肩胛动脉

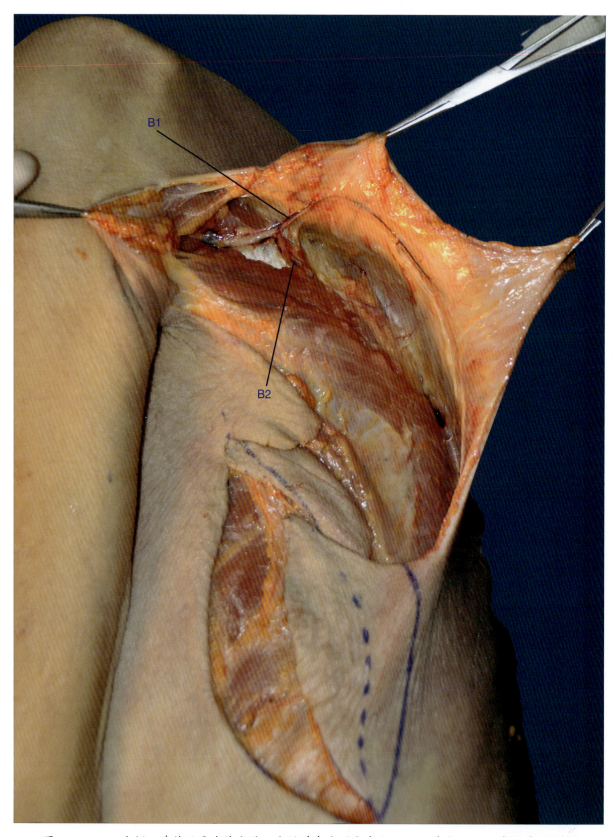

图 6-2-2-3　左侧。清楚显露出降支进入皮瓣并在皮瓣内走行。B1：降支；B2：肩胛骨的分支

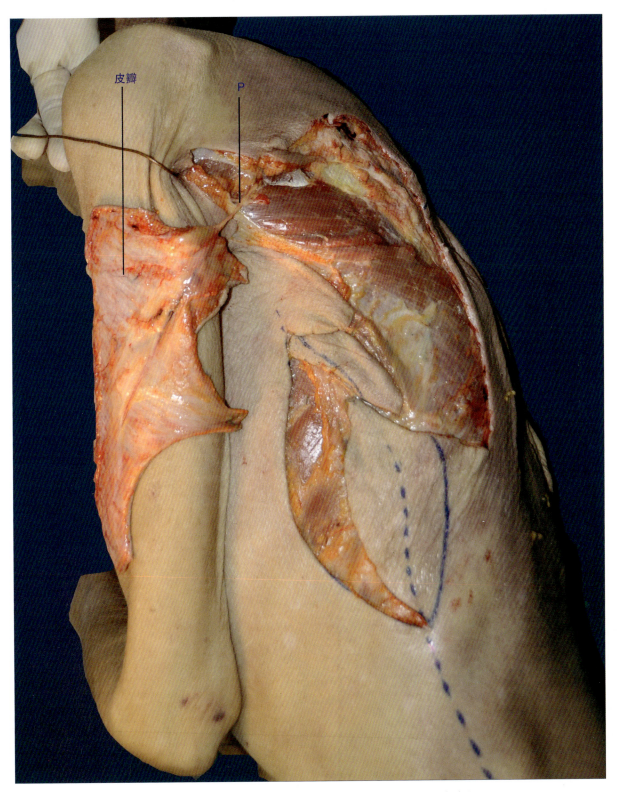

图 6-2-2-4　带蒂的皮瓣可以移植修复上肢。P：血管蒂部

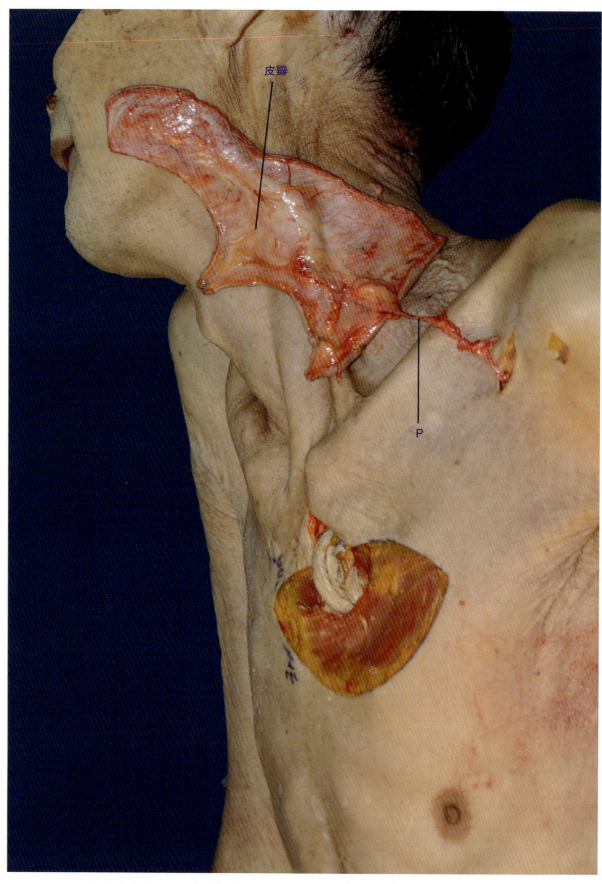

图6-2-2-5　切断大圆肌，以肩胛下动脉为蒂可以移植修复颈部。P：血管蒂，旋肩胛—肩胛下动脉

第三节　肩胛皮瓣的临床应用

■ 临床案例之一

以降支为蒂，局部转移修复肿瘤切除后的缺损，供区植皮（图6-2-3-1~图6-2-3-3）。

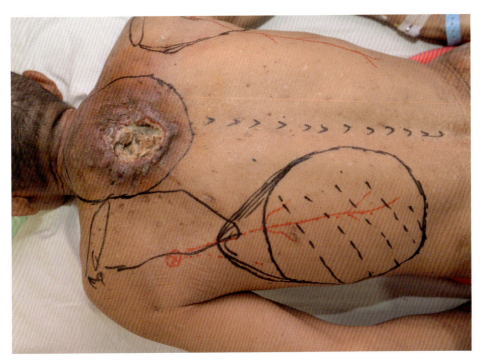

图 6-2-3-1　术前画线

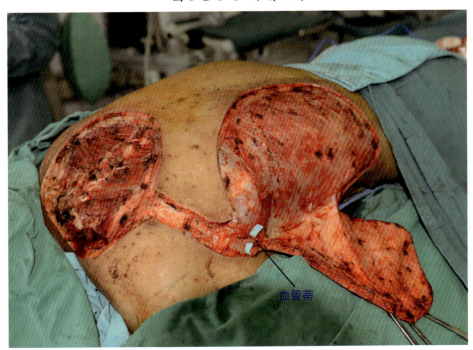

血管蒂

图 6-2-3-2　皮瓣的形成

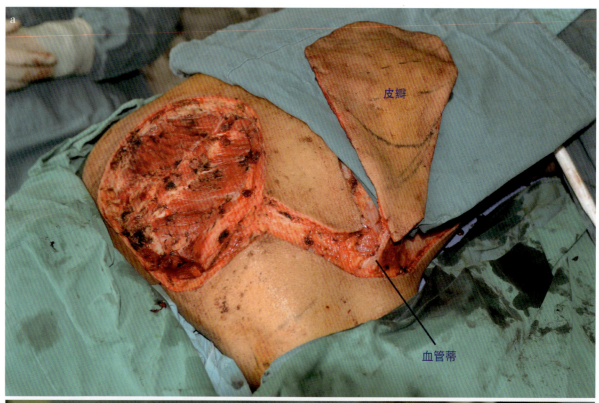

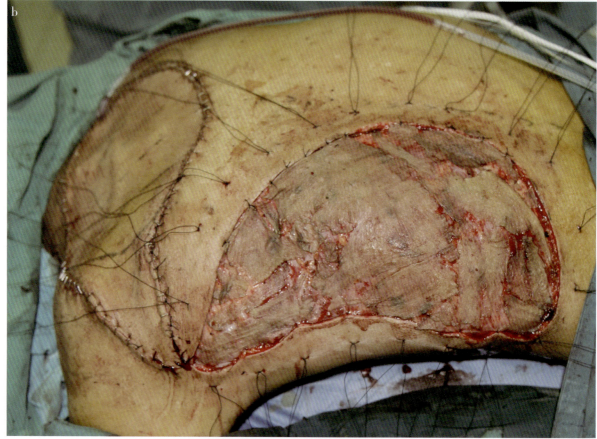

图 6-2-3-3 （a、b）皮瓣的形成和移植

■ 临床案例之二

以降支、横支同时为蒂的游离分叶皮瓣的应用（图6-2-3-4、图6-2-3-5）。

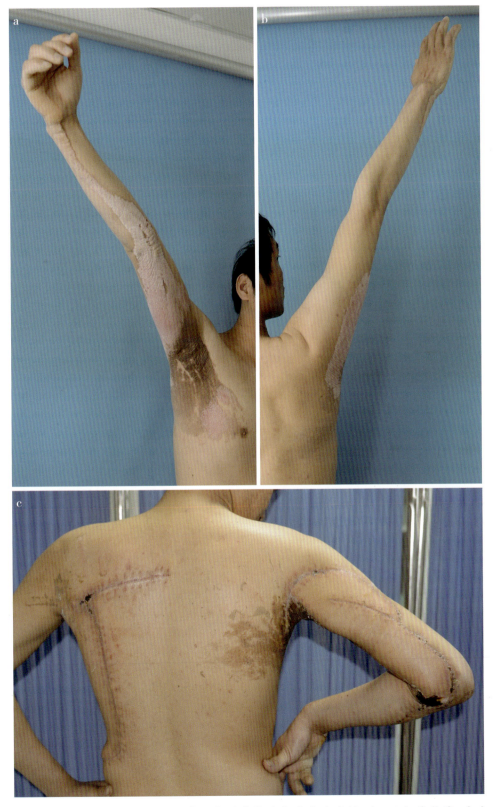

图6-2-3-4 （a~c）用左侧的肩胛皮瓣修复右上肢皮肤病损。（a、b）手术前。（c）手术后

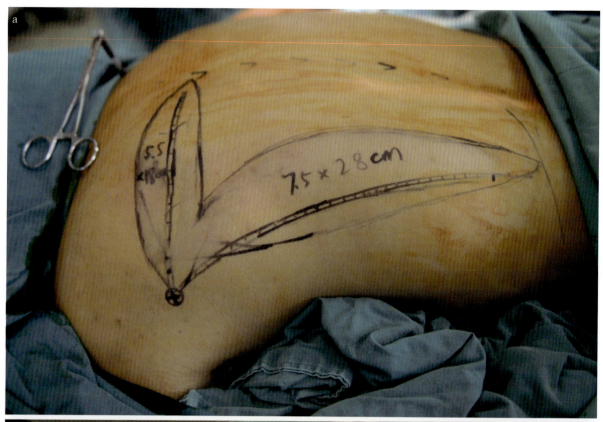

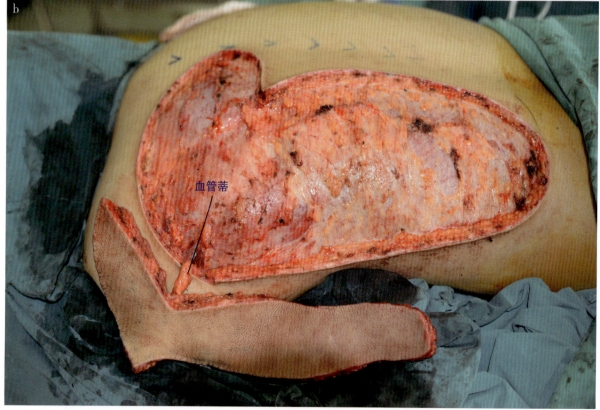

图 6-2-3-5 （a）术中设计和（b）皮瓣的形成

■ 临床案例之三

游离两叶更加自由地拼接（kiss 皮瓣）（图6-2-3-6）。

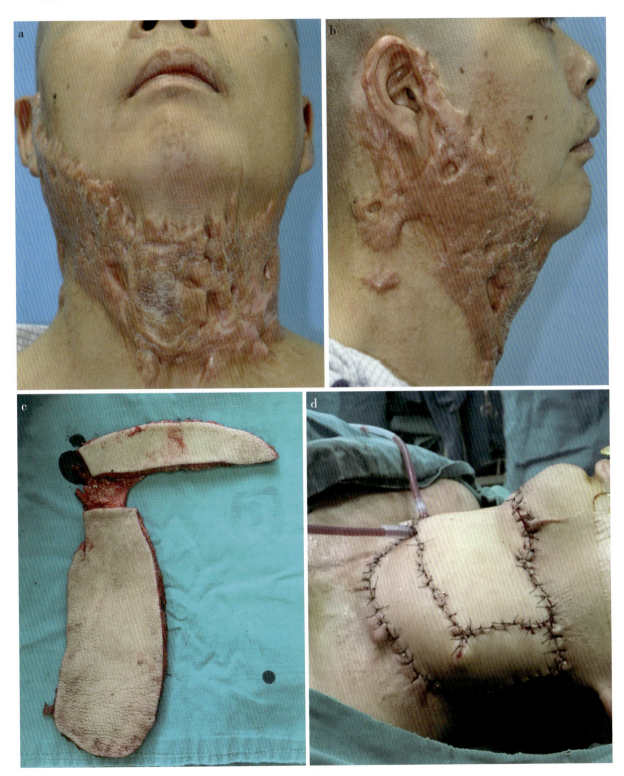

图 6-2-3-6 （a~d）术前、皮瓣的形成与移植

第三部分　是选择背阔肌穿支皮瓣还是肩胛皮瓣降支

如图6-3-1所示：同样的一个区域为多元性供血，如何选择？

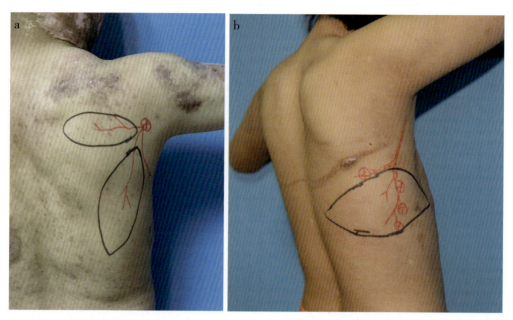

图 6-3-1　同样的一块区域，选择哪种血管为蒂？（a）标记的是肩胛皮瓣降支。（b）标记的是胸背穿支

以下两个案例可说明作者的方案。

■ 临床案例之一

背阔肌内外侧穿支联合应用的皮瓣修复颈部缺损（图6-3-2~图6-3-6）。

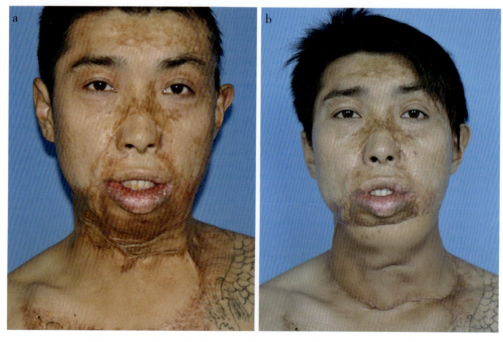

图 6-3-2　（a、b）背阔肌穿支皮瓣移植术前及术后 3 个月

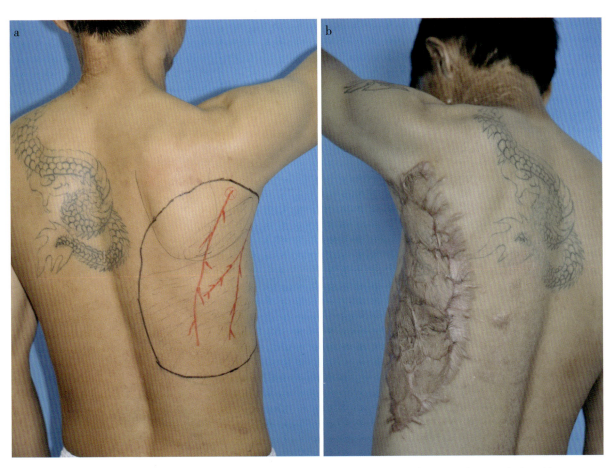

图 6-3-3 （a）标记显示获取皮瓣的两种可能。（b）显示实际上获取左侧皮瓣后的供区创面

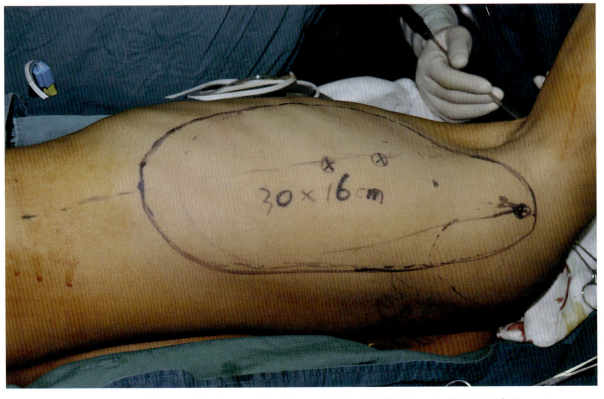

图 6-3-4　标记 3 个穿支点，其中包括 2 个胸背动脉穿支和 1 个肩胛皮瓣降支

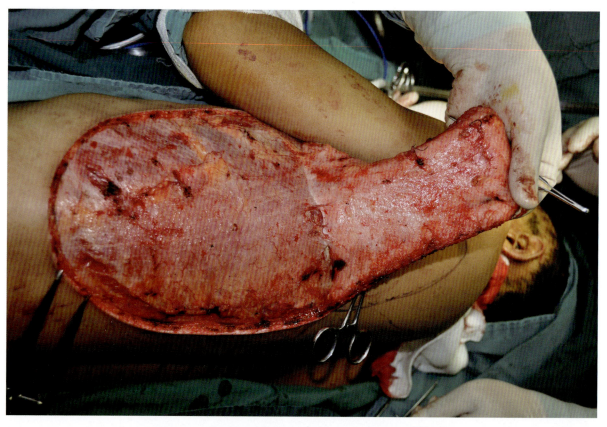

图 6-3-5　术中掀起皮瓣，注意进入皮瓣的所有血管

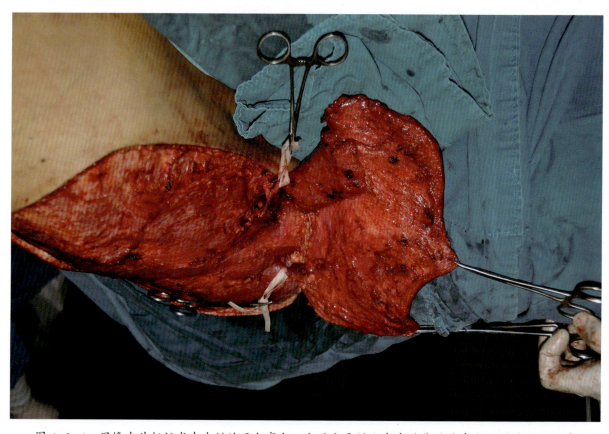

图 6-3-6　用橡皮片标记术中皮瓣的两个穿支，发现主要供血来自胸背动脉穿支，遂获取该血管

■ 临床案例之二

利用肩胛降支的两个入皮肤点形成拼接皮瓣（图6-3-7~图6-3-9）。

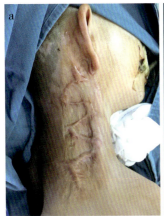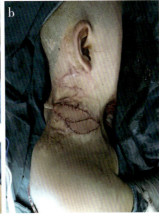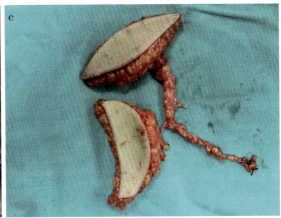

图 6-3-7 （a~c）获取分叶皮瓣进行拼接

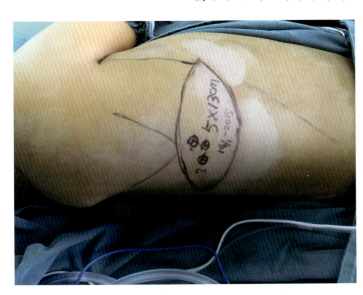

图 6-3-8　术前拟获取的皮瓣是基于胸背动脉的穿支

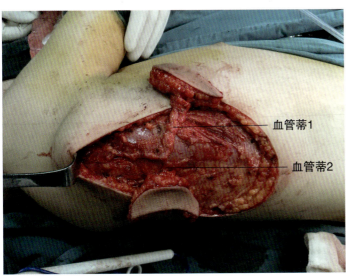

血管蒂1

血管蒂2

图 6-3-9　术中发现优势供血血管是肩胛下降支，并在此发出两个分支，遂改变手术方案，形成肩胛皮瓣

第四部分　下斜方肌肌皮瓣

下斜方肌肌皮瓣带蒂移植是修复枕部和颈部的主力皮瓣，主要营养血管有肩胛背动脉、颈浅动脉降支和肋间动脉，属于多元性供血。理论上讲，远端组织供血优势血管可能为肋间血管，但是临床上一般将肋间血管离断，只用肩胛背动脉作为血管蒂。该手术操作简单明了，一般先在大、小菱形肌的表面掀起下斜方肌并找到血管。

■ 临床案例之一

图6-4-1~图6-4-4为1例螺旋桨形式的皮瓣修复案例，可以清楚地看到皮瓣形成的过程。

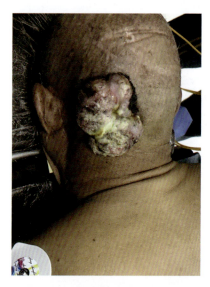

图 6-4-1　枕部皮肤恶性肿瘤

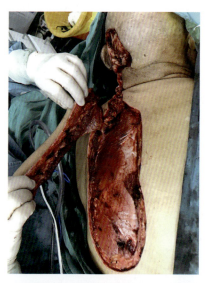

图 6-4-2　获取皮瓣准备旋转

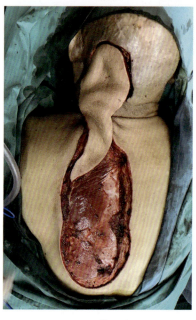

图 6-4-3　螺旋桨形式旋转皮瓣

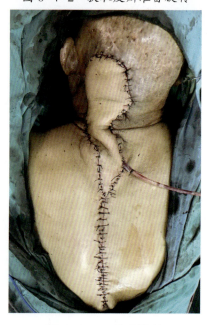

图 6-4-4　术后即刻

■ 临床案例之二

修复颈部瘢痕挛缩（图6-4-5）。

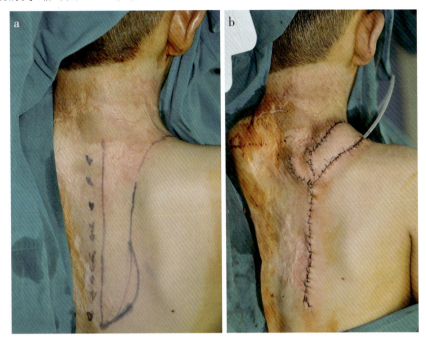

图 6-4-5 （a、b）修复瘢痕挛缩畸形手术前后

■ 临床案例之三

修复颈部黑毛痣手术前后（图6-4-6）。

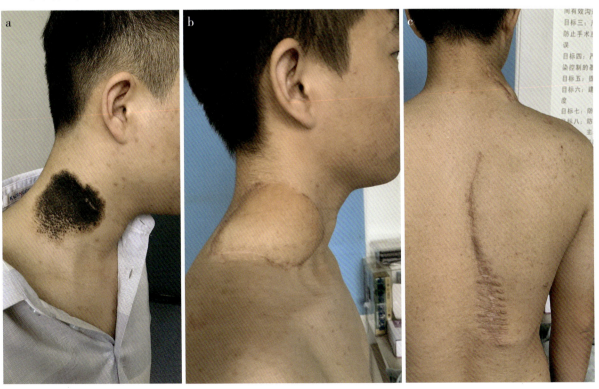

图 6-4-6 （a~c）修复颈部黑毛痣手术前后

从血管到皮瓣：一个整形外科医生的选择

■ 临床案例之四

修复肩关节组织缺损（图6-4-7）。

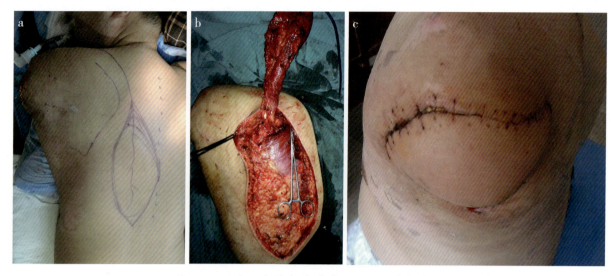

图 6-4-7 （a~c）修复肩关节组织缺损手术前后

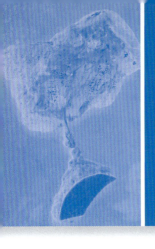

第七章　下腹部（肌）皮瓣的选择策略

第一节　下腹壁皮瓣由深、浅两套血管营养支配

腹部皮瓣（不包括腹股沟区）主要指下腹部皮瓣，其供血来源是腹壁下深动脉（DIEA）和腹壁下浅动脉（SIEA）。如图7-1-1所示，图中蓝色的区域表示单侧DIEA供血范围，绿色的区域则表示单侧发育良好SIEA的血供区域。

以腹部皮瓣为供区，临床应用最多的依次是：① 腹壁下动脉穿支皮瓣（DIEP）。② 横向腹直肌肌皮瓣（TRAM）。③ 腹壁浅动脉皮瓣。④ 腹直肌肌瓣。⑤ 胸脐皮瓣。除了腹壁浅动脉皮瓣外，其他都基于腹壁下动脉供血。

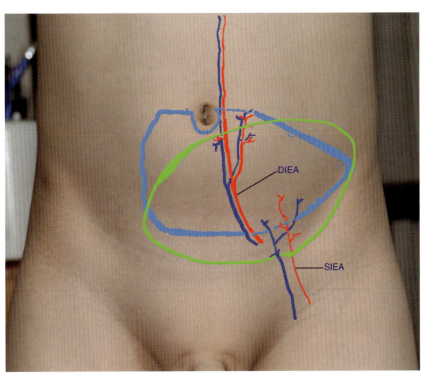

图7-1-1　显示单侧腹壁下浅动脉（SIEA）和腹壁下深动脉（DIEA）支配的区域

从血管到皮瓣：一个整形外科医生的选择

　　解剖分离腹壁浅动脉皮瓣的操作在腹外斜肌腱膜浅面进行，不涉及肌肉（图7-1-2~图7-1-5），省时省力，但是由于该动脉经常变异、不发达且管径小，不便于显微吻合，因此不常作为游离皮瓣而作为局部皮瓣居多。具体病例见本书中关于腹股沟皮瓣的应用的相关内容。图7-1-2中可见发育良好的SIEA。

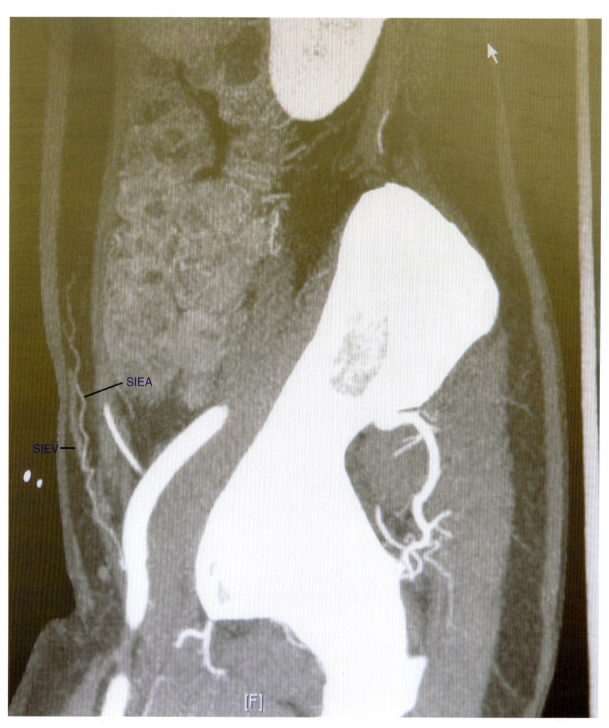

图 7-1-2　CT平扫显示发育良好的腹壁下浅动脉（SIEA）。SIEV：腹壁下浅静脉

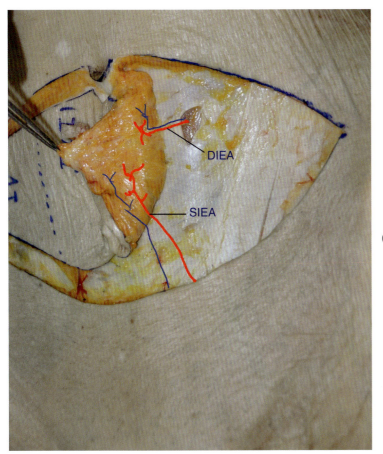

图 7-1-3　解剖标本显示腹壁下深动脉（DIEA）和腹壁下浅动脉（SIEA）

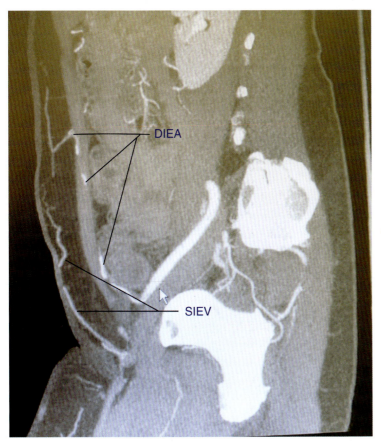

图 7-1-4　CT 平扫显示腹壁下深动脉（DIEA）和腹壁下浅静脉（SIEV）

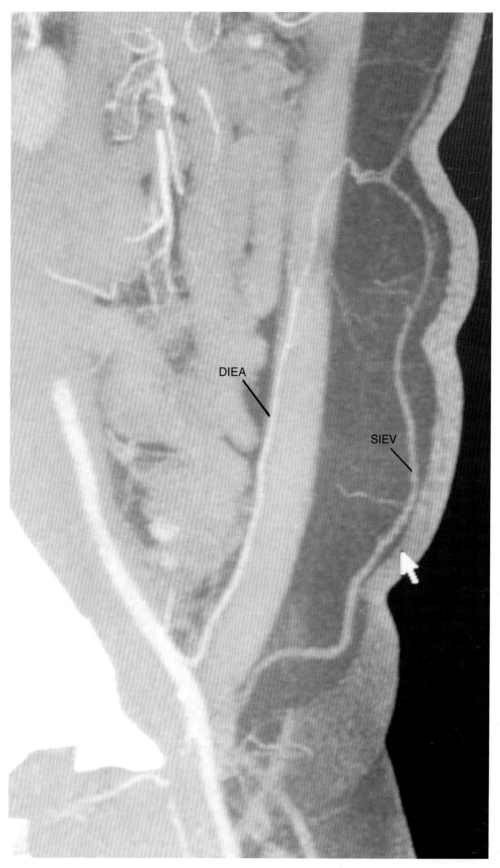

图 7-1-5　CT 显示走行在深浅筋膜层的粗大的腹壁下浅静脉（SIEV）。尽管如此，DIEA 的伴行静脉也能提供足够的静脉回流

1例解剖标本显示腹壁下浅动脉和腹壁下深动脉共同对下腹部皮肤供血（图7-1-6）。

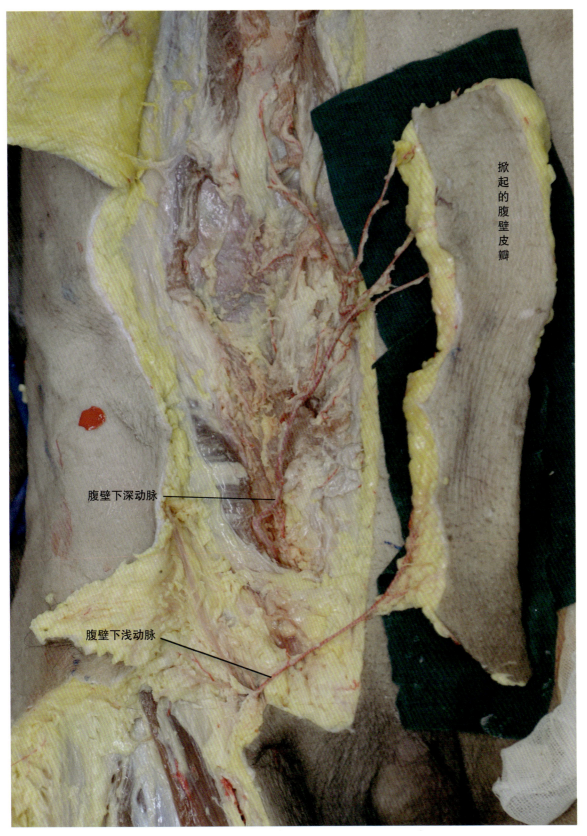

图 7-1-6　腹壁下浅动脉和腹壁下深动脉共同对下腹部皮肤供血

第二节　腹壁下动脉的血供模式

由于乳房重建的广泛开展和对DIEP的深入研究，DIEA如何从髂外动脉分出，分支走行在肌肉深面，进入肌肉，在肌肉内走行分支，进入前鞘下，再发出分支进入腹壁皮下脂肪，这一过程已经被描述得非常清楚（图7-2-1~图7-2-8）。

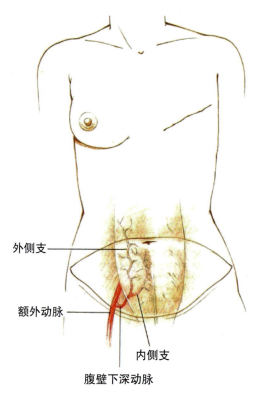

外侧支

额外动脉

内侧支

腹壁下深动脉

图 7-2-1　示意图显示 DIEA 的内外侧分支

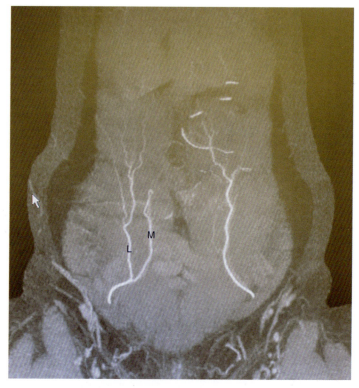

图 7-2-2　CT 平扫显示右侧的 DIEA 分为内（M）外（L）两支，而左侧仅有一个主干

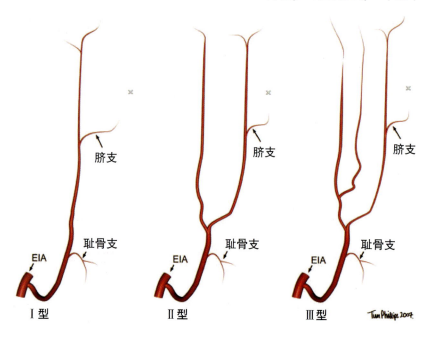

脐支

耻骨支

EIA

Ⅰ型　Ⅱ型　Ⅲ型

Tim Phillips 2007

图 7-2-3　Moon 和 Taylor 提出的 DIEA 分支类型，Ⅰ型单一主干和Ⅱ型两分支型最多见。另外主干发出稳定的脐周支和耻骨支（图片源自：Timothy J. Phillips，Abdominal Wall CT Angiography: A Detailed Account of a Newly Established Preoperative Imaging Technique）

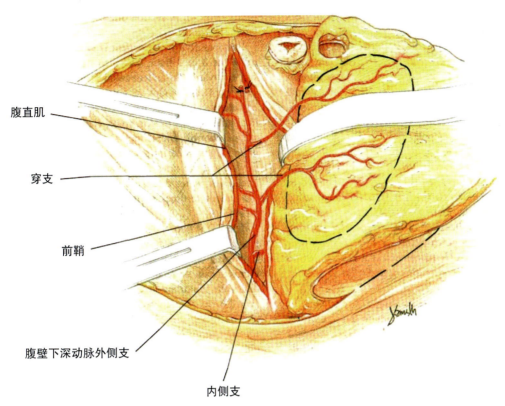

腹直肌

穿支

前鞘

腹壁下深动脉外侧支

内侧支

图 7-2-4 示意图显示掀起皮瓣分开腹直肌显露的 DIEA 内外侧支 ［图片源自：Jay W. GranZaw 等。JPRAS（2006）59,571-579］

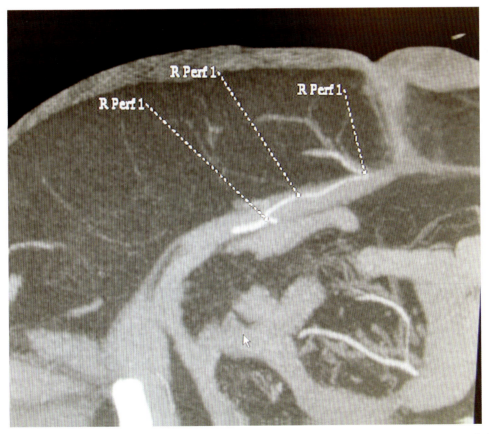

图 7-2-5 CT 平扫显示 DIEA 发出分支前在腹直肌内的水平走行。R：右侧；Perf：穿支

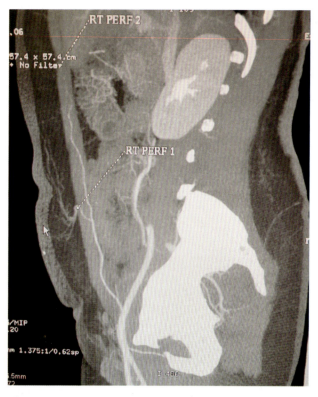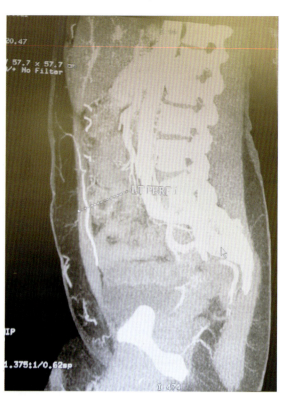

图 7-2-6　CT 平扫显示 DIEA 在腹直肌内垂直走行发出分支，RT：右侧；PERF：穿支

图 7-2-7　大部分情况下 DIEA 在腹直肌内渐行渐浅，斜向走行发出分支

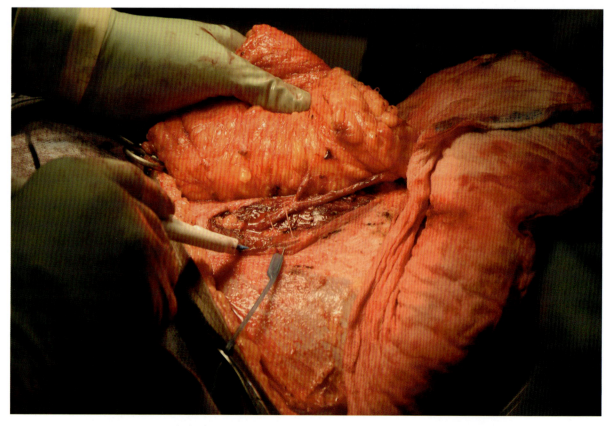

图 7-2-8　术中显示从肌肉中解剖分离 DIEA，横向跨过的是运动神经

DIEA肌肉内的解剖特点有：

（1）最容易解剖的是远离腱划、在腹直肌外侧穿出的单支粗大血管。但是内侧支更加接近皮瓣中央且离Ⅳ区更近，营养面积更大，理论上更佳（图7-2-9~图7-2-12）。如果需要更多的穿支，则穿支发自垂直同列最好（肌肉损伤小）；如有神经跨越，而且需要保留，可以切断后再缝合。

（2）较难的解剖是穿支经过坚硬的腱划，容易损伤，但是肌肉内距离短。另外，若没有优势穿支需要携带多根穿支，以及需要离断大块肌肉，则手术时间会延长。

（3）解剖过程中都可见支配肌肉的运动神经，要尽量保留。

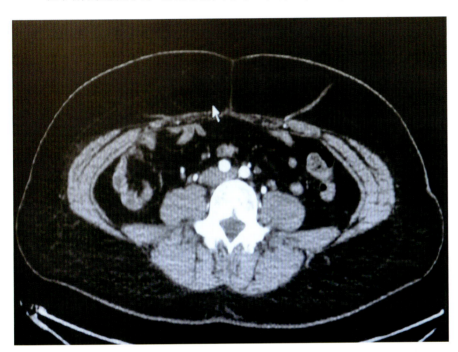

图7-2-9　CT平扫显示发育良好的DIEA，单支穿支即可营养整个皮瓣

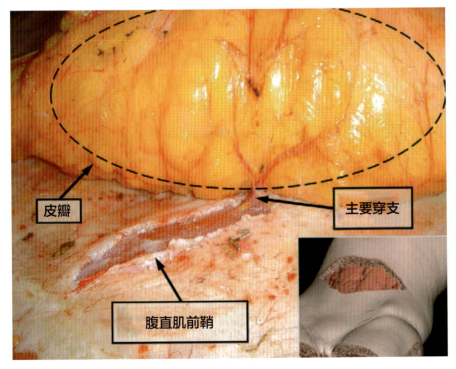

图7-2-10　术中可见发育良好的DIEA，搏动明显

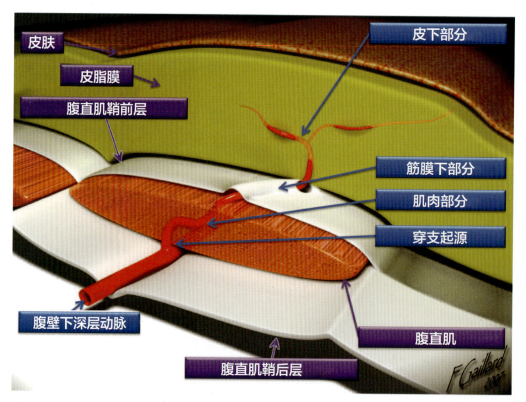

图 7-2-11　示意图显示腹壁下深动脉（DIEA）发出穿支经过肌肉、腱膜下穿出腱膜进入皮下的过程

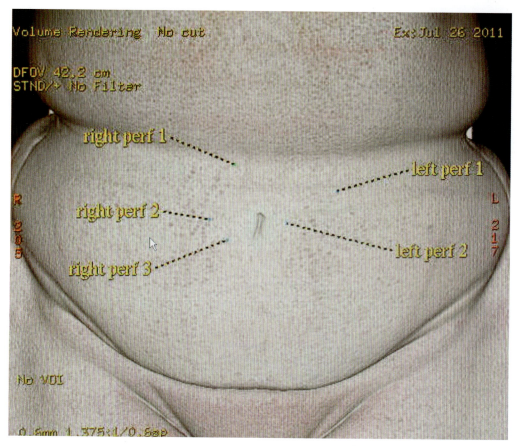

图 7-2-12　CT 重建可以清楚地显示穿支的位置、数量和大小，为手术提供参考。
left：左侧；right：右侧；perf：穿支

第三节　下腹部皮瓣的4区血供理论

图7-3-1为下腹部皮瓣的血供理论示意图。

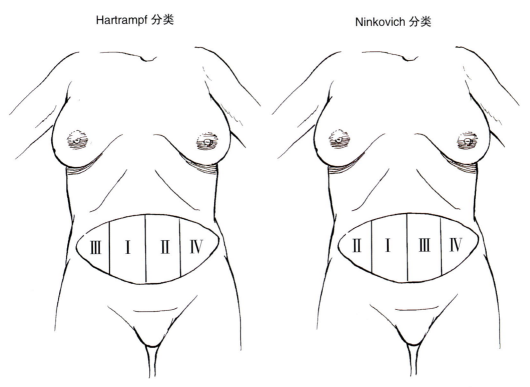

图 7-3-1　获取的穿支最优势供应的皮肤是Ⅰ区，不能保证的是Ⅳ区，Ⅳ区常被果断地去掉。(a) Hartrampf 最先提出腹部横向皮瓣的血供分区。后来，(b) Ninkovich 经过研究认为Ⅱ、Ⅲ区的位置应该互换。更多的学者认为，获取分支无论是在外排还是在内排，进入皮肤后的分支走向都和Ⅱ、Ⅲ区的位置有关。因此尽力将蒂部设置在皮瓣的中央是个更加通行且符合实际的做法（图片源自：The Pedicled TRAM Flap in Breast Reconstruction Glyn Jones, CLINICS IN PLASTICSURGERY 34（2007）83-104）

■ 临床案例

1例DIEP Ⅳ区坏死的案例（图7-3-2~图7-3-4）

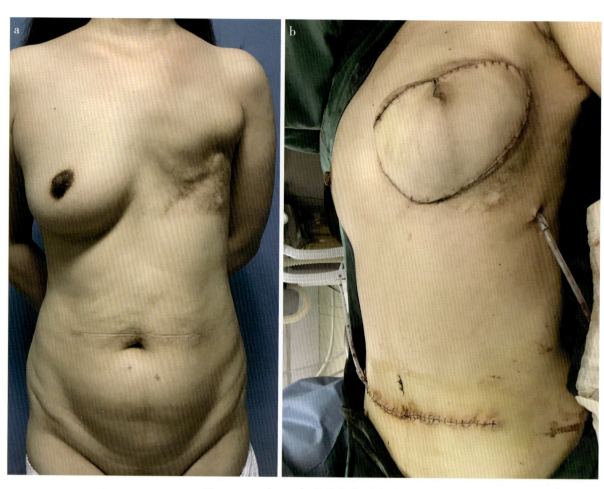

图 7-3-2 （a、b）术前和术后即刻

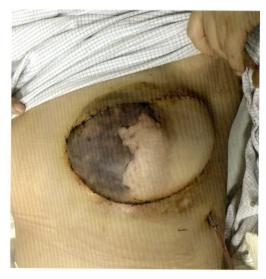

图 7-3-3　1周后显示Ⅳ区坏死，可以用
angiosome 支和 choke 支的理论解释

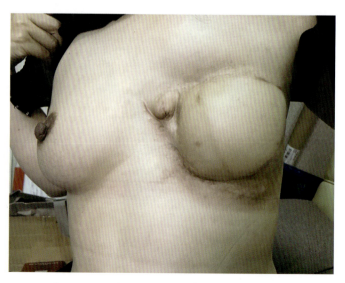

图 7-3-4　去除坏死组织愈合后半年的照片

第四节 DIEP的模拟解剖过程

DIEP的模拟解剖过程见图7-4-1~图7-4-12。

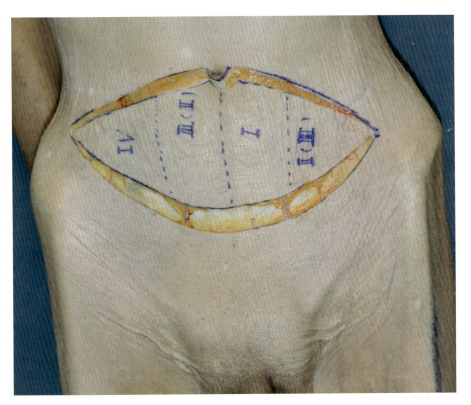

图7-4-1 皮下脂肪浅层可见双侧的腹壁下浅静脉（SIEV），左侧的腹壁下浅动脉（SIEA）发育较好

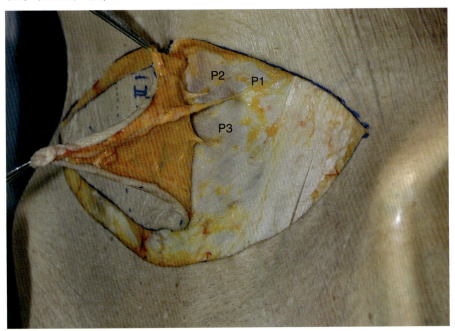

图7-4-2 切断SIEV和SIEA，掀起皮瓣，可以看到大小不同的3个穿支（P1~P3）。临床上穿支的识别特征：肉眼可见的搏动、脂肪组织的富集和腹直肌鞘的裂隙。穿支的取舍主要取决于穿支管径的大小而非穿支的多少

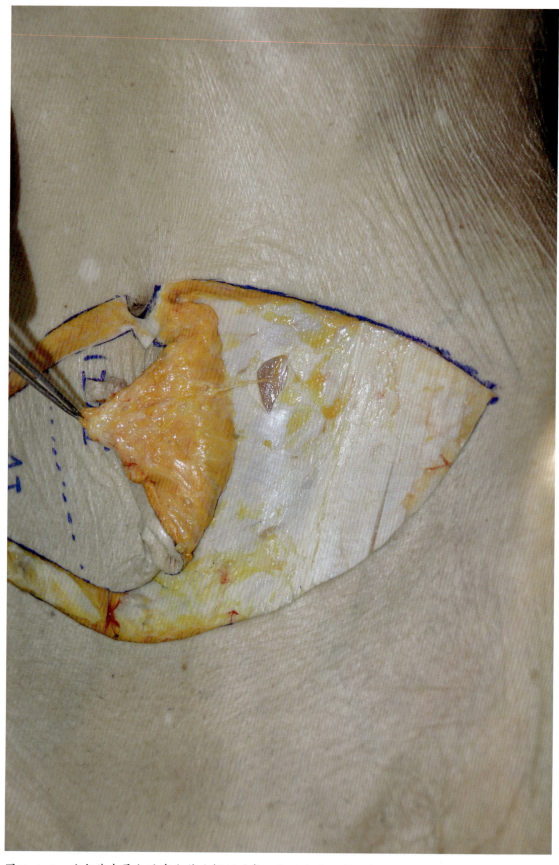

图 7-4-3 确定其中最大的穿支作为解剖对象，打开腹直肌鞘。打开时必须极为小心谨慎，提防
损伤蜿蜒走行在腱膜下的穿支

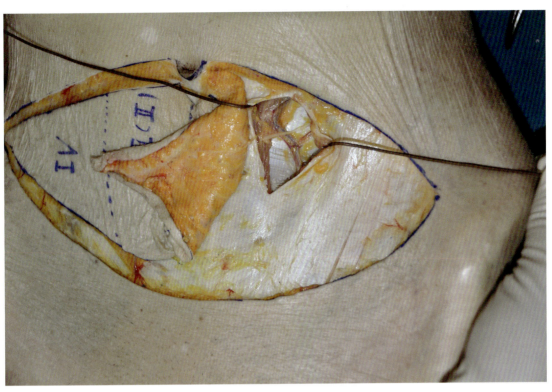

图 7-4-4 常规是逆向解剖过程，即"顺瓜摸藤"，否则极易损伤血管。肌肉内解剖穿支是难点，也是关键步骤。只有一个穿支时相对简单，有多个穿支时难免切断更多肌肉。图中一支较粗的运动神经进入肌肉，和腹壁下动脉关联紧密，获取皮瓣时尽量保留这些神经

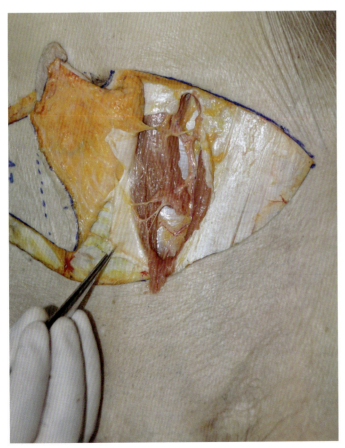

图 7-4-5 进一步解剖 DIEA，有分支进入肌肉和腹膜外脂肪，这些分支均要结扎切断。同时可见陆续有运动神经分支由外向内进入肌肉，与血管结构垂直交叉

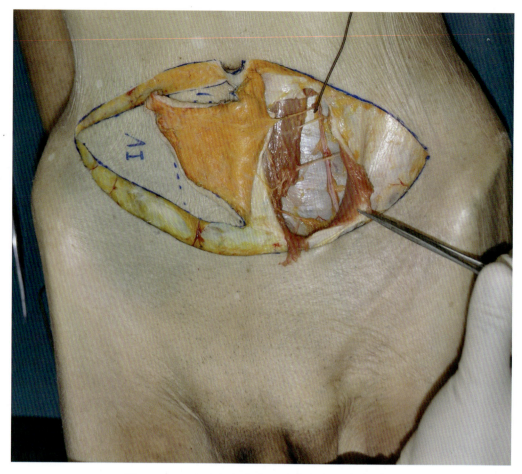

图 7-4-6　显示支配腹直肌的神经与血管蒂交叉

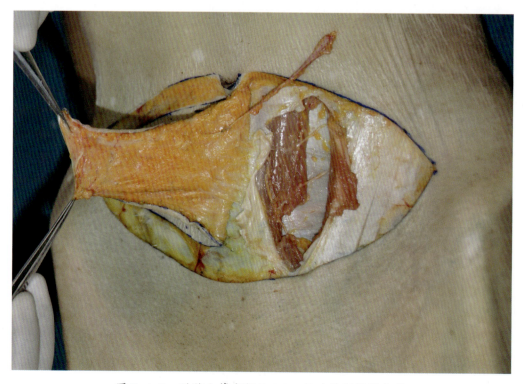

图 7-4-7　近髂血管离断 DIEA，运动神经保留完整

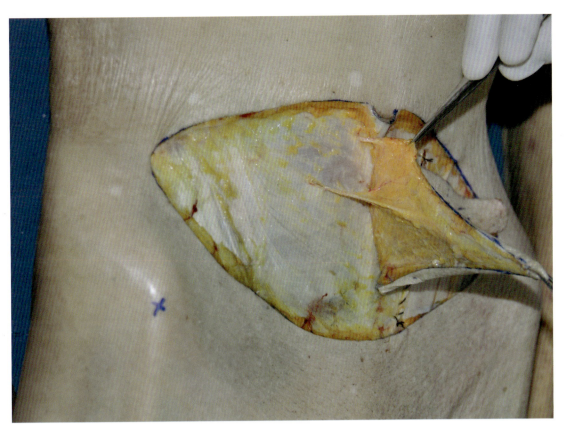

图 7-4-8　同样解剖另外一侧，可见两条穿支，管径相当

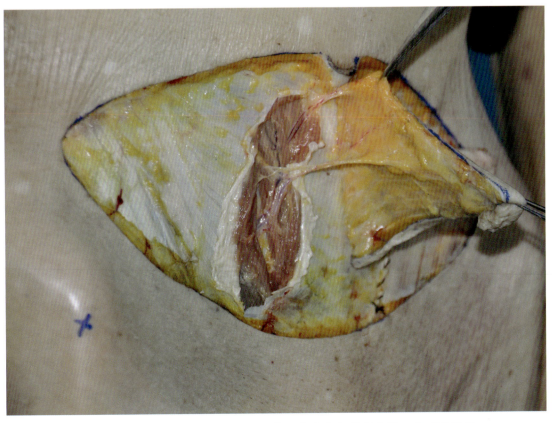

图 7-4-9　逆向解剖，可见 DIEA 在肌肉内走行并穿出进入皮下的情景

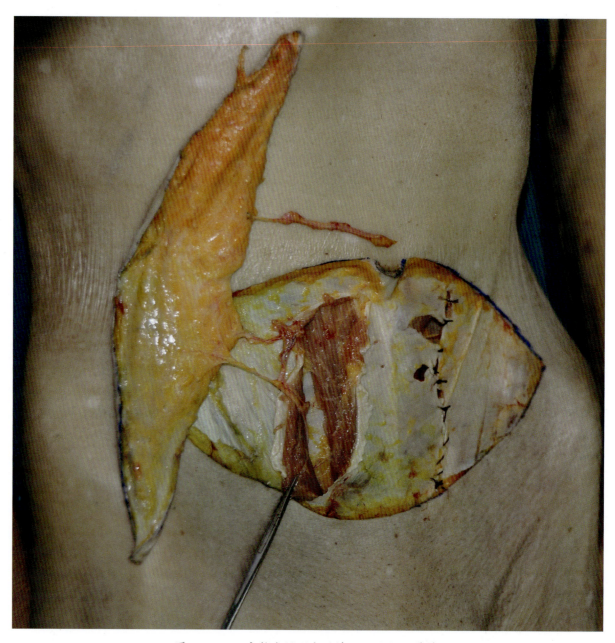

图 7-4-10 完整皮瓣形成的情况。右侧仍带蒂

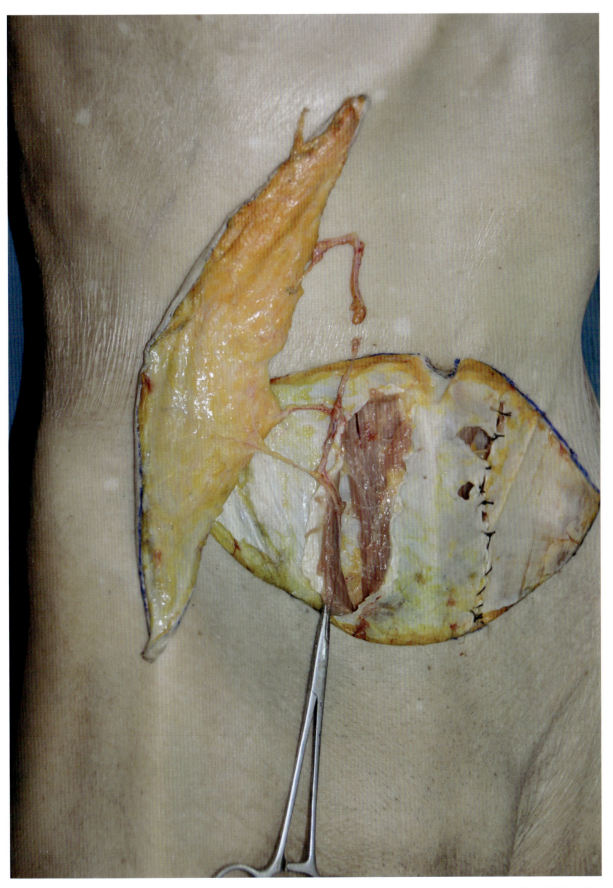

图 7-4-11　标本上模拟显示可以将右侧的 DIEA 的 choke 支与左侧的 DIEA 主干吻合，可增加Ⅳ区血供

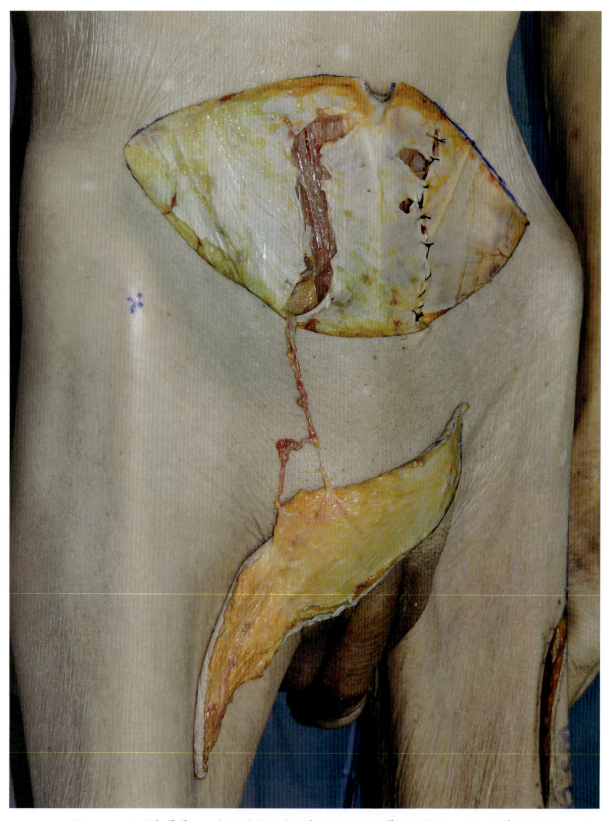

图 7-4-12　局部带蒂可以轻松移植至会阴部，也可以携带肌肉移植，更加简单方便

第五节　腹直肌肌瓣的应用

腹直肌肌瓣的应用见图7-5-1~图7-5-3。

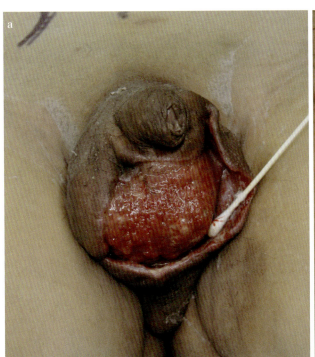
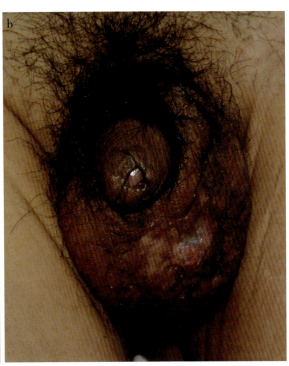

图 7-5-1 （a、b）以右侧 DIEA 为蒂的腹直肌肌瓣移植修复阴囊皮肤缺损手术前后

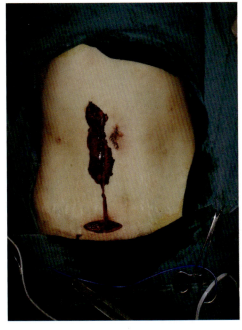
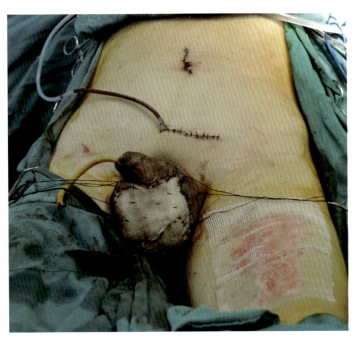

图 7-5-2　从脐周和耻骨上两个小切口
剥离出腹直肌

图 7-5-3　肌瓣＋植皮修复阴囊皮肤缺损

第六节　TRAM

以腹壁上动脉为蒂供血的TRAM是临床上常用的修复胸壁缺损和重建乳房的选择材料，供血模式如图7-6-1~图7-6-3所示，取右侧上蒂的TRAM。上蒂的TRAM血管蒂来自腹壁上动脉和腹壁下动脉的吻合支（choke支），管径变细，特别是对有微血管病变的吸烟患者来说，有潜在血供不足的风险。下蒂的TRAM血管支配则等同于DIEP，只是同时携带了腹直肌，免于解剖肌肉内的血管部分。

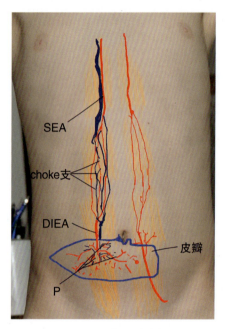

图 7-6-1　右侧上蒂的动脉 TRAM 标记图，choke 支是腹壁上动脉（SEA）和腹壁下深动脉（DIEA）的吻合支

对侧单蒂TRAM皮瓣

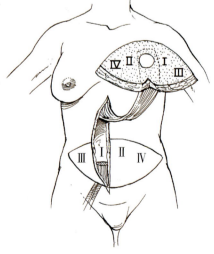

图 7-6-2　右侧上蒂的 TRAM 形成的示意图

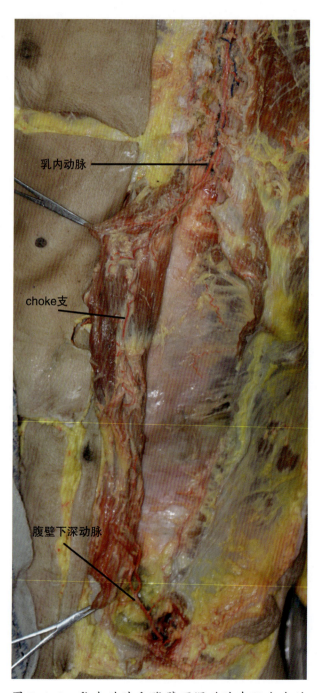

图 7-6-3　乳内动脉和腹壁下深动脉在肌肉内的 choke 支

临床案例之一

图7-6-4~图7-6-7显示的是1例取左侧上蒂TRAM修复胸壁缺损的案例。

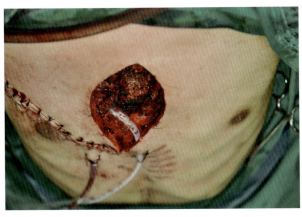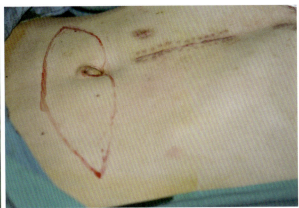

图 7-6-4　胸壁结核病变反复手术后皮肤缺损，设计带蒂 TRAM

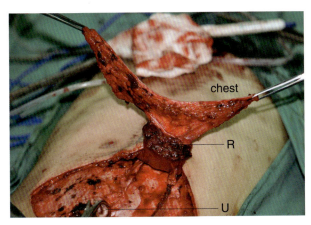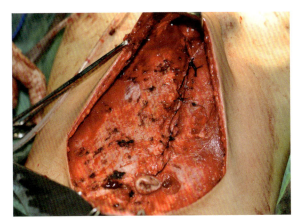

图 7-6-5　术中左侧上蒂的 TRAM 形成。R：腹直肌；U：肚脐；chest：胸壁

图 7-6-6　移植后前鞘缝合

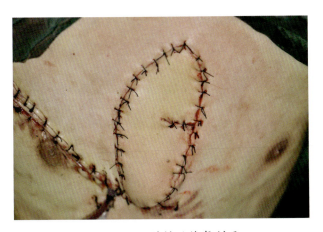

图 7-6-7　移植后修复创面

■ 临床案例之二

图7-6-8显示的是一例以上腹直肌内choke支为蒂的胸脐皮瓣修复胸壁缺损。

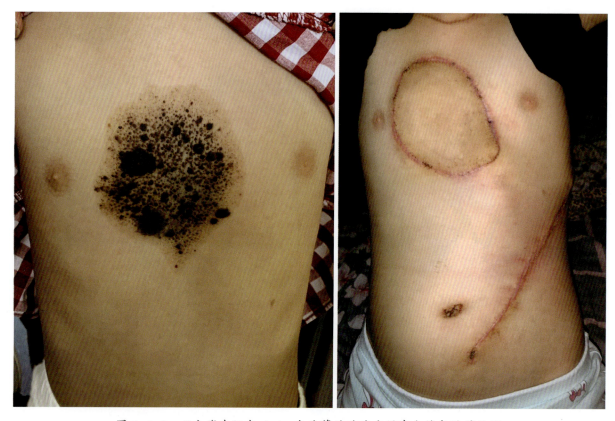

图 7-6-8 以上腹直肌内 choke 支为蒂的胸脐皮瓣穿支修复胸壁缺损

第七节　胸脐皮瓣

胸脐皮瓣又称为脐旁皮瓣，是基于腹壁下动脉的脐旁穿支，斜向上、向外指向肩胛骨下角，可以设计与肋间平行的一大块皮肤组织（图7-7-1）。其特点有：

（1）该处皮下脂肪组织相对较少，皮肤柔软，弹性好，如果切取皮瓣不大（一般7~8cm以内），可以直接缝合。

（2）血供基础来源于腹壁下动脉的脐旁穿支，通常也是DIEA的最大皮肤分支。皮瓣远端是肋间后动脉的皮支，二者在皮瓣内吻合成网。DIEA穿支管径越大，支配范围越广，必要时可以携带更多附近的穿支。

（3）顺向带蒂移植以DIEA为蒂，可以带全部、部分，或者全部穿支所在的腹直肌，例如修复会阴部缺损、阴茎再造等。逆向，则还可以choke支为蒂修复胸壁缺损。

1例标本显示胸脐皮瓣和肋间动脉穿支对皮瓣共同供血（图7-7-2）。

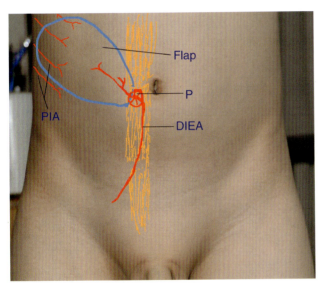

图7-7-1　蓝色区域显示为胸脐皮瓣。PIA：肋间动脉穿支；Flap：皮瓣；P：脐旁穿支；DIEA：腹壁下深动脉

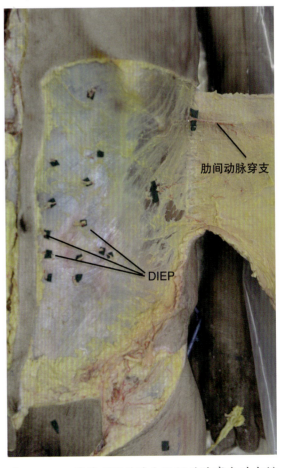

图7-7-2　腹壁下深动脉和肋间动脉穿支对皮瓣共同供血，DIEP：腹壁下深动脉穿支

■ 临床案例之一

胸脐皮瓣修复腹壁缺损（图7-7-3）。

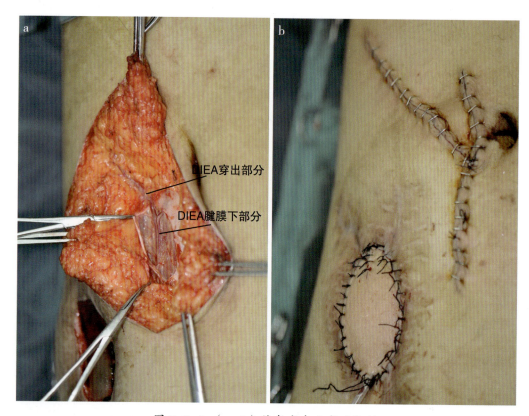

图 7-7-3 （a、b）修复术中及术后即刻

■ 临床案例之二

带蒂的胸脐皮瓣修复手的创面（图7-7-4）。

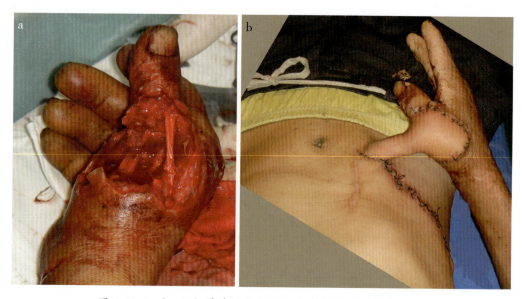

图 7-7-4 （a、b）带蒂的右侧胸脐皮瓣修复右手皮肤缺损

■ 临床案例之三

胸脐皮瓣以螺旋桨皮瓣的形式修复腹壁缺损（图7-7-5）。保留最大的穿支作为旋转轴，不需要切开前鞘。

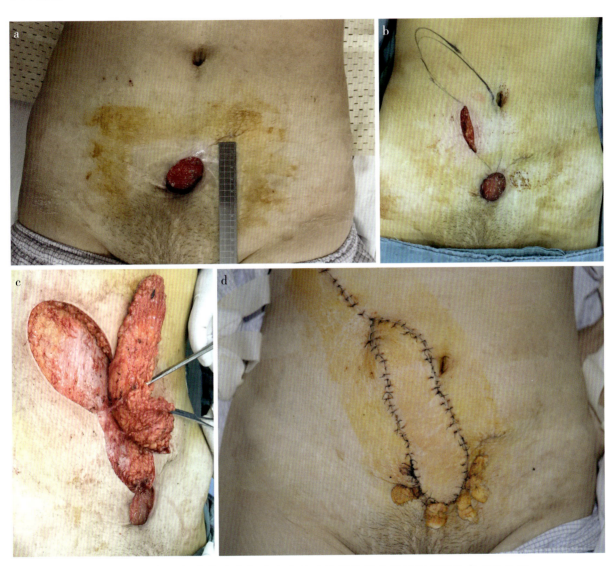

图 7-7-5 （a~d）带蒂的右侧胸脐皮瓣形成螺旋桨皮瓣修复下腹正中皮肤缺损

■ 临床案例之四

胸脐皮瓣修复肛周Paget病（图7-7-6、图7-7-7）。

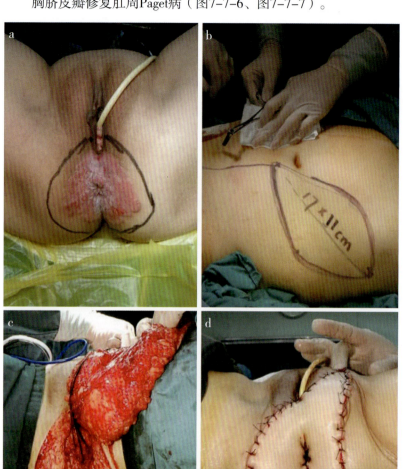

图7-7-6 （a~d）术中设计和皮瓣移植

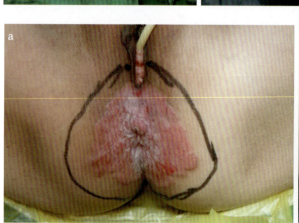
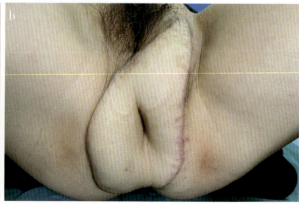

图7-7-7 （a、b）修复手术前及术后1年

■ 临床案例之五

坏死性筋膜炎后，腹壁缺损的修复（图7-7-8、图7-7-9）。

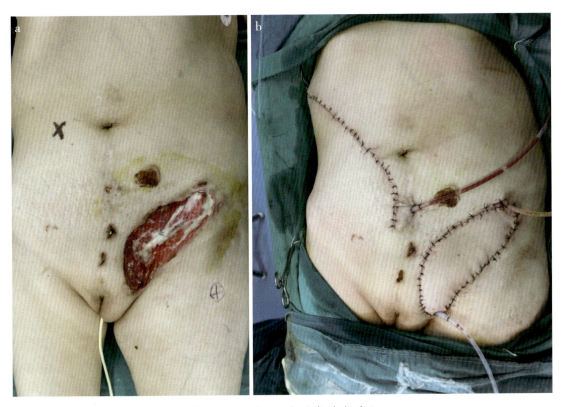

图 7-7-8 （a、b）修复手术前后

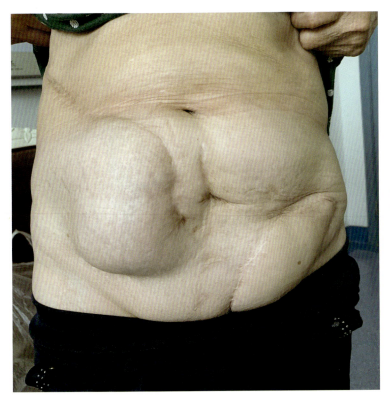

图 7-7-9　1 年后，供区出现腹壁疝（前鞘变薄弱）

第八节　几类DIEP的临床应用

■ 临床案例之一

典型的不带Ⅳ区的DIEP移植修复（图7-8-1~图7-8-3）。

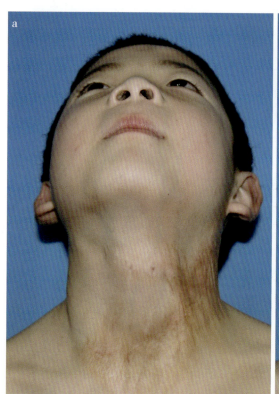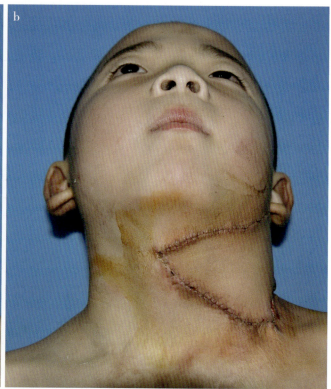

图 7-8-1　手术前和术后 1 周

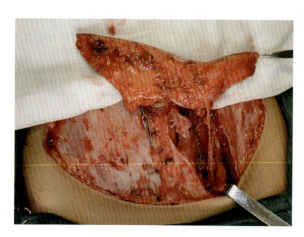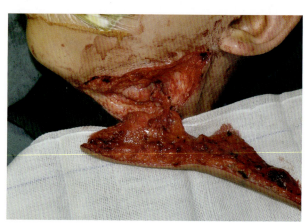

图 7-8-2　获取皮瓣　　　　　　　图 7-8-3　血管吻合后去除Ⅳ区

■ 临床案例之二

内增压模式。小腿下段外伤后组织缺损，应用DIEP修复。获取两套腹壁下动脉系统，将皮瓣的两套血管自身吻合，Ⅳ区血供就得到保障（图7-8-4~图7-8-7）。

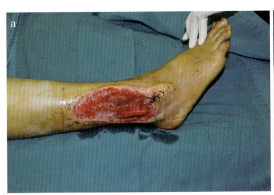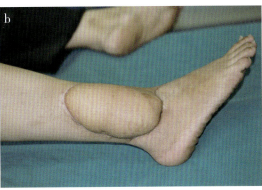

图 7-8-4 （a、b）术前及术后

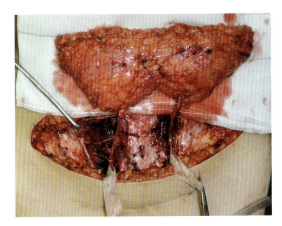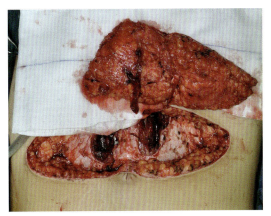

图 7-8-5　双蒂　　　　　　　　　　　　　图 7-8-6　单蒂

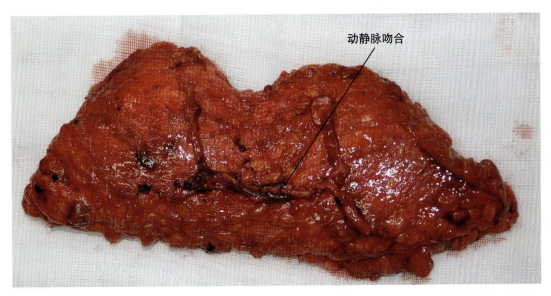

图 7-8-7　获取双侧 DIEA 蒂，台下将一侧蒂部吻合到另外一侧 DIEA 主干的近脐端（远端），近端则和受区的血管吻合

■ 临床案例之三

DIEP 外增压手术实例（图7-8-8~图7-8-10）：所谓外增压就是获取两套腹壁下动脉系统，将皮瓣的两套血管和两个受区血管吻合。

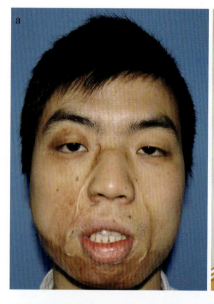
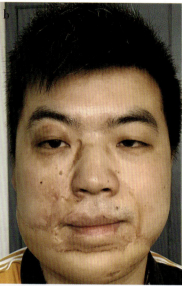

图 7-8-8 （a、b）手术前后。5年后患者体重增加

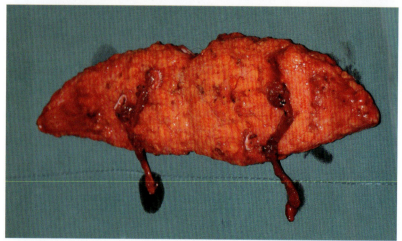

图 7-8-9 双侧带蒂皮瓣解剖

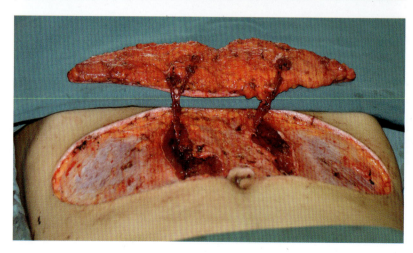

图 7-8-10 获取皮瓣，分别和双侧的面动脉进行吻合

■ 临床案例之四

游离DIEP和带蒂TRAM合用，用于晚期乳腺癌一期重建术（图7-8-11~图7-8-13）。

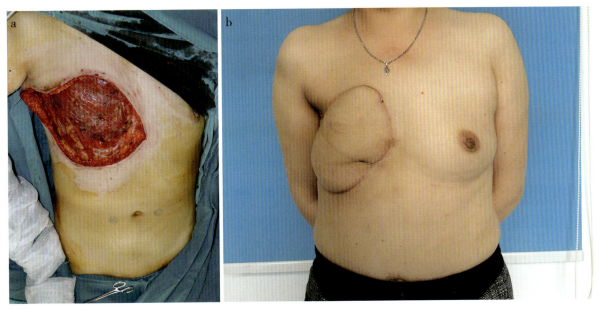

图7-8-11 （a、b）乳腺癌切除后创面的修复手术前后

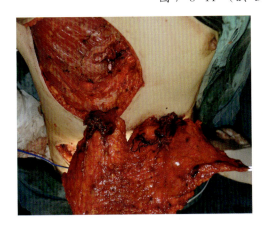

图7-8-12 术中带蒂TRAM移植，同时吻合对侧的DIEP

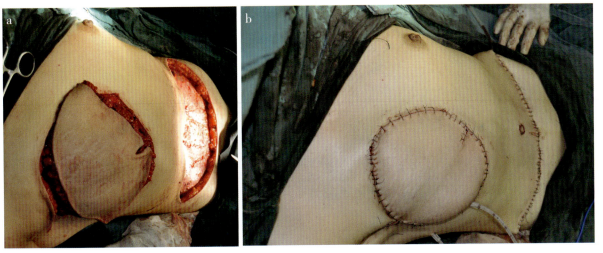

图7-8-13 （a、b）DIEP血管吻合手术前后

■ 临床案例之五

1例DIEP和胸脐皮瓣的组合应用（图7-8-14~图7-8-16）。

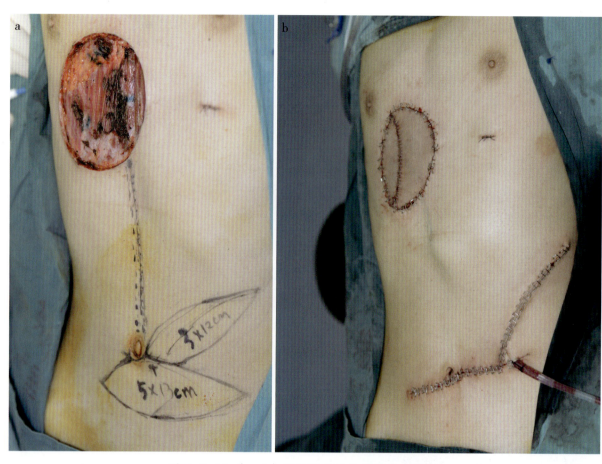

图7-8-14 （a、b）胸壁缺损及其修复手术前后

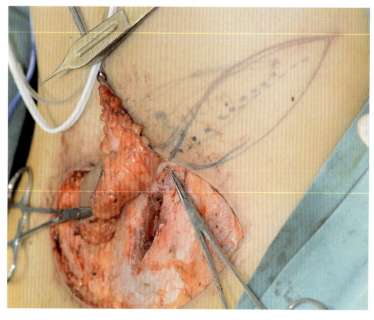

图7-8-15 探查血管

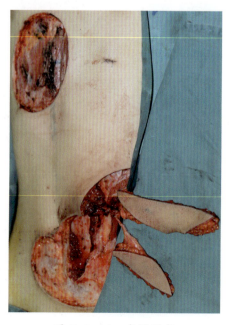

图7-8-16 皮瓣形成

临床案例之六

DIEP修复乳房癌术后、放疗后的创面（图7-8-17、图7-8-18）。

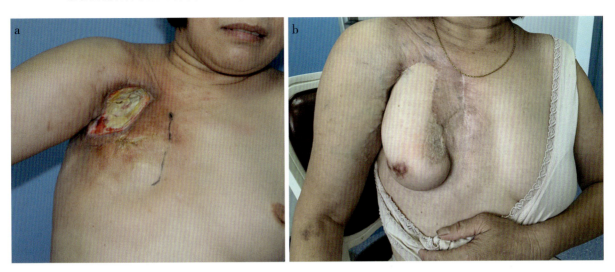

图 7-8-17 （a、b）手术前后

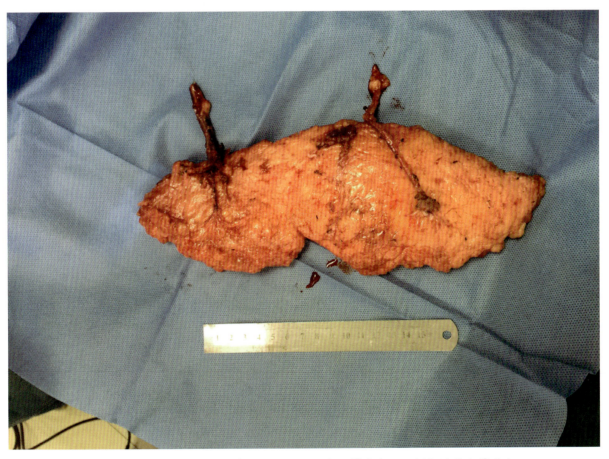

图 7-8-18 术中皮瓣的获取，一侧与乳内血管吻合，一侧与胸背血管吻合

临床案例之七

双侧同时获取DIEP，分别修复腿部和头部（图7-8-19~图7-8-21）。

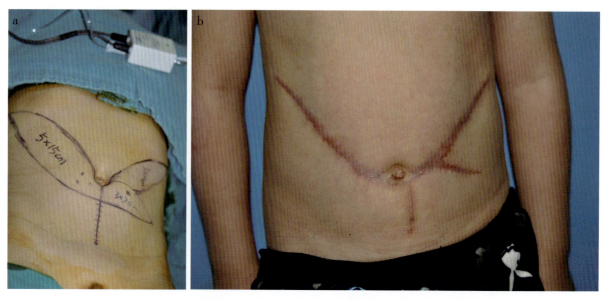

图 7-8-19 （a、b）一个供区两个皮瓣

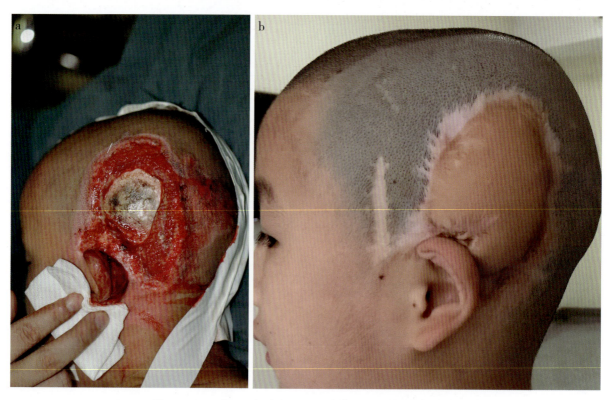

图 7-8-20 （a、b）左侧 DIEP 修复头皮缺损手术前后

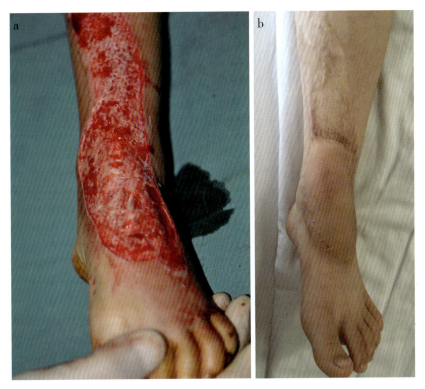

图 7-8-21 （a、b）右侧 DIEP 修复左足背缺损手术前后

临床案例之八

双侧同时获取DIEP，局部移植修复腹股沟区缺损（图7-8-22~图7-8-24）。

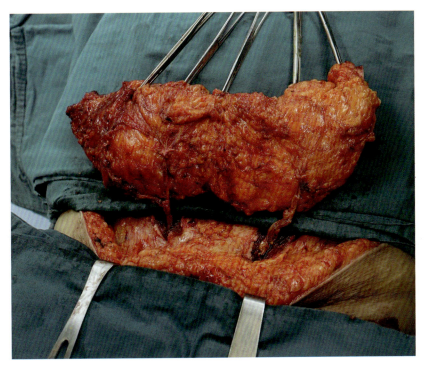

图 7-8-22　设计双侧带蒂 DIEP

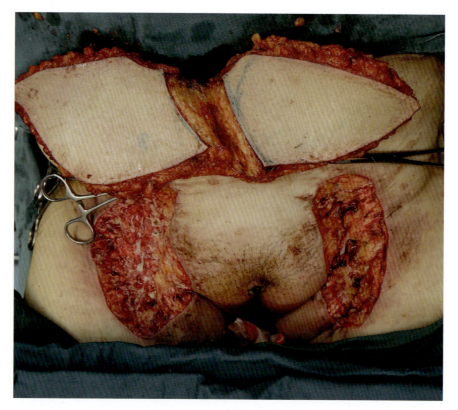

图 7-8-23　分成两个 DIEP

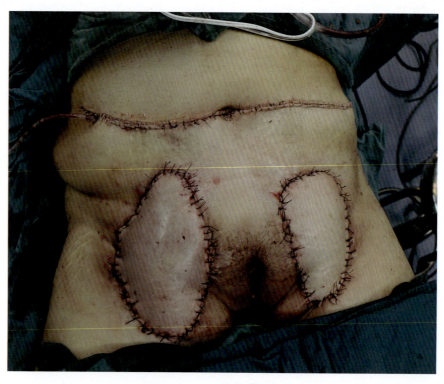

图 7-8-24　修复术后即刻

第九节 DIEP和TRAM血供的比较

尽管受很多因素影响，但相对而言，由于TRAM由choke支供血，而且蒂部扭曲，因此同样情况下其血供更不可靠。

■ 临床案例之一

DIEP 重建乳房缺损（图7-9-1）。

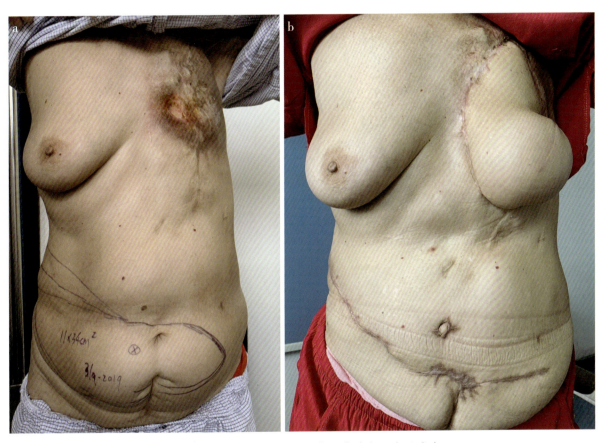

图 7-9-1 （a、b）DIEP 重建乳房手术及术后半年

■ 临床案例之二

带蒂TRAM移植重建乳房（图7-9-2~图7-9-4）。

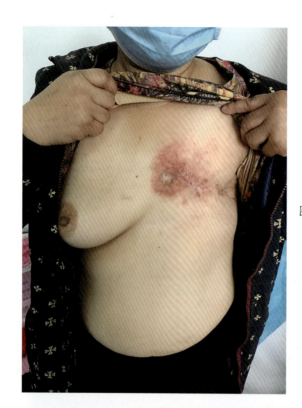

图 7-9-2　乳腺癌切除后乳房缺损

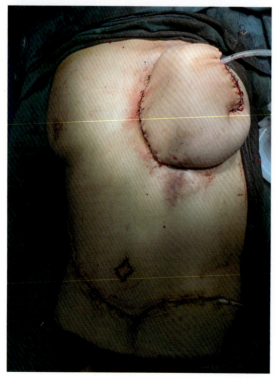

图 7-9-3　TRAM 重建乳房手术后即刻

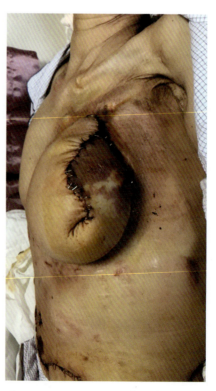

图 7-9-4　TRAM 重建乳房手术后
1 周，Ⅳ区部分坏死

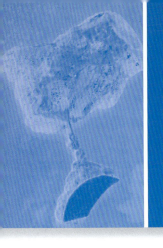

第八章 腹股沟皮瓣和髂骨瓣的选择策略

第一节 腹股沟皮瓣概论

　　腹股沟皮瓣作为第一个游离皮瓣（Daniel和Taylor）有着辉煌的历史，后来一度应用逐渐减少，随着人们对旋髂浅动脉穿支皮瓣的认识逐渐深入，其应用热度有所回升；但是总的来说，对游离皮瓣而言，其已经不再是一个主力皮瓣。腹股沟区的皮肤血供主要来自腹壁下浅动脉和旋髂浅动脉，其中旋髂浅动脉包括浅支和深支；此外，在外侧也有旋髂深动脉和旋股外侧动脉的分支血管，如图8-1-1、图8-1-2所示。

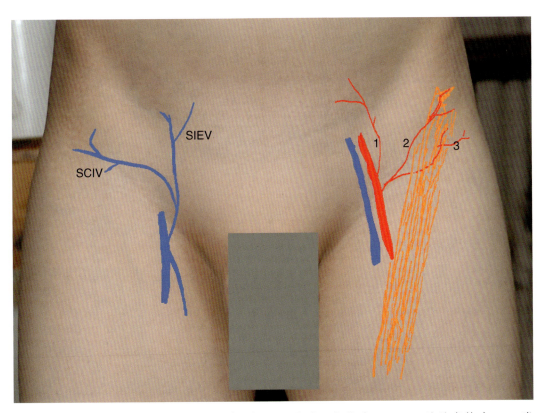

图 8-1-1　腹壁下浅血管和旋髂浅血管。SIEV：腹壁下浅静脉；SCIV：旋髂浅静脉；1：腹壁下浅动脉；2：旋髂浅动脉浅支；3：旋髂浅动脉深支

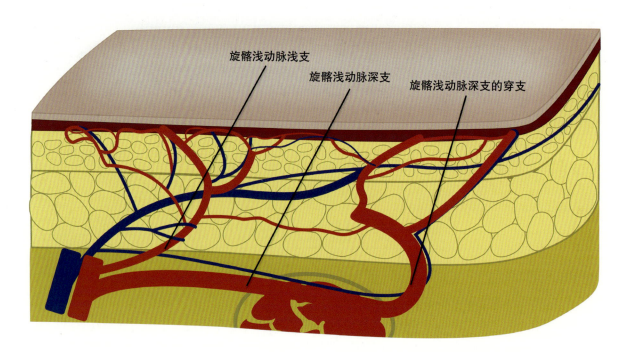

旋髂浅动脉浅支　　旋髂浅动脉深支　　旋髂浅动脉深支的穿支

图 8-1-2　模式图

该皮瓣的优势和劣势都很明显。总结优势如下：

（1）位置隐蔽，瘢痕不显，获取皮瓣一期缝合后供区损伤极小。

（2）位于下腹部的无毛皮瓣：手指的损伤可用该带蒂皮瓣修复，手的体位摆放较为舒适。

（3）切取方式多样化。利用旋髂浅动脉和腹壁下浅动脉以及穿支分别为蒂可以做成分叶皮瓣，同时修复多个创面。可以获取多种组织成分，带有筋膜、骨、神经、淋巴结等成分，还可以做成超薄皮瓣。

（4）解剖该皮瓣的蒂部和血管进入皮肤点，可以得到较长的血管蒂；特别是单独获取旋髂浅动脉深支的穿支，可以得到更长的血管蒂。

（5）回流静脉管径常粗大，达到2mm左右，腹壁下浅静脉和旋髂浅静脉经常共干后汇入主干。

腹股沟皮瓣的劣势如下：

（1）动脉管径细。做游离皮瓣时血管管径经常差别太大。

（2）血管存在变异。管径的大小和血管的共干、分支变异是常见的。即使共干，共干部分也很短，给吻合造成困难。旋髂浅动脉浅支和深支存在管径大小的互补，又和腹壁下浅动脉存在管径大小的互补。髂嵴处皮肤有时主要由旋髂深血管的穿支供血，有时由旋髂浅支血管供血。

（3）尽管有削薄的技术，但该处脂肪组织还是偏厚。同样，后期腹部"发福"会造成移植皮瓣的臃肿。

第二节　腹股沟皮瓣和穿支皮瓣的解剖基础

腹股沟皮瓣和穿支皮瓣的解剖见图8-2-1~图8-2-3。

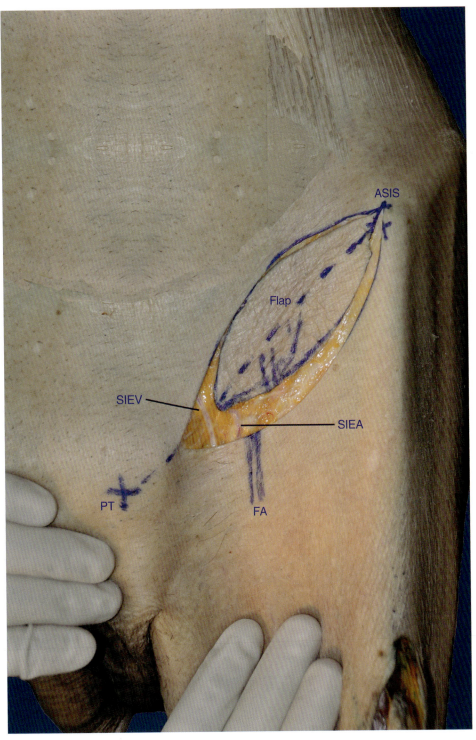

图 8-2-1　以耻骨结节和髂前上棘为解剖标志，绘出腹股沟韧带的投影，以及预设皮瓣的位置。切开皮瓣边缘，显露出 SIEV 和 SIEA。SIEA：腹壁下浅动脉；SIEV：腹壁下浅静脉；PT：耻骨结节；ASIS：髂前上棘；Flap：皮瓣；FA：股动脉的投影

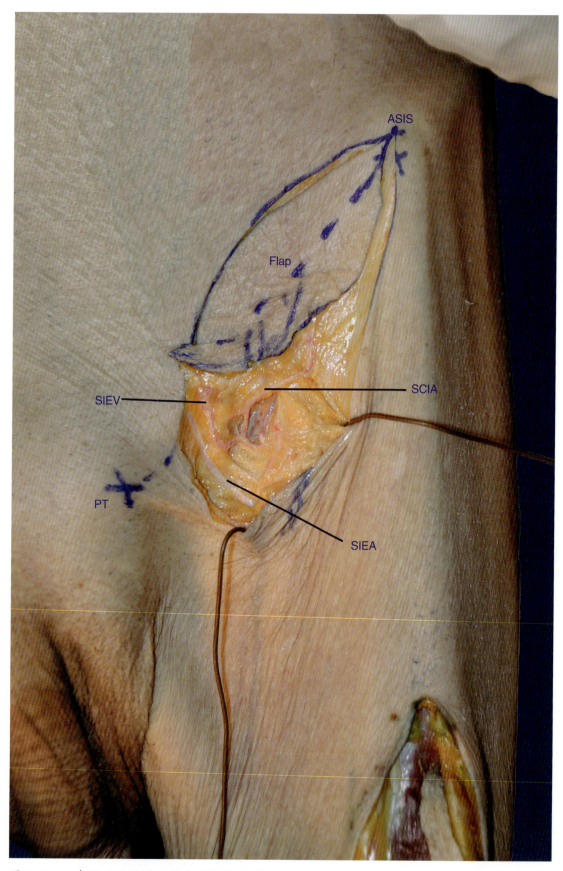

图 8-2-2　在股动脉周围继续找到旋髂浅动脉。SIEA：腹壁下浅动脉；SIEV：腹壁下浅静脉；SCIA：旋髂浅动脉；PT：耻骨结节；ASIS：髂前上棘。Flap：皮瓣

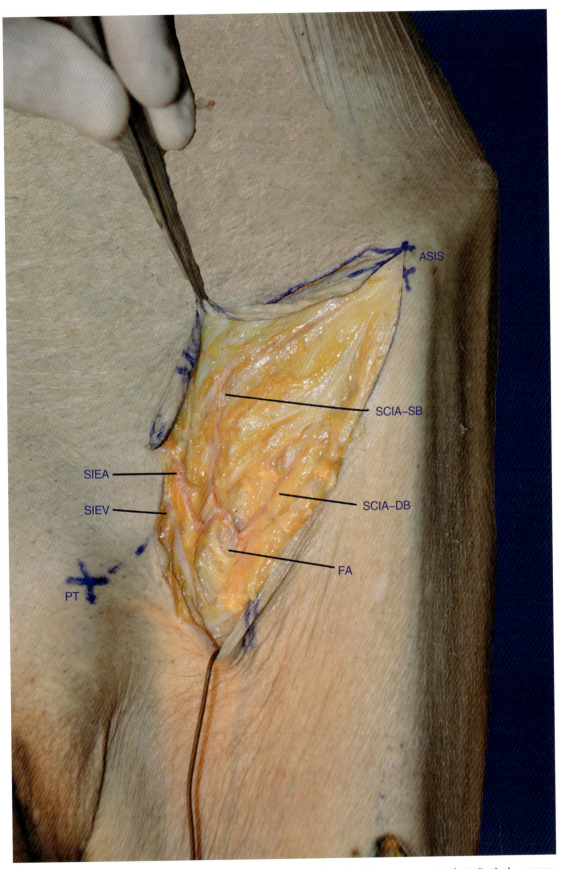

图 8-2-3　显示旋髂浅动脉的深、浅两支，以及腹壁下浅动脉。SIEA：腹壁下浅动脉；SIEV：腹壁下浅静脉；SCIA-SB：旋髂浅动脉浅支；SCIA-DB：旋髂浅动脉深支；PT：耻骨结节；ASIS：髂前上棘；FA：股动脉

第三节　腹股沟皮瓣设计的临床路径之一：以腹壁下浅动脉为蒂

　　第一步：设计皮瓣做小的探查切口。在腹股沟韧带中点下方1横指处做一3~4cm的平行切口，在深浅脂肪层之间可以找到明显的腹壁下浅静脉和旋髂浅静脉，如果能看到发育良好、搏动明显的腹壁下浅动脉，将使手术变得简单，图8-3-1中可以看到SIEA。

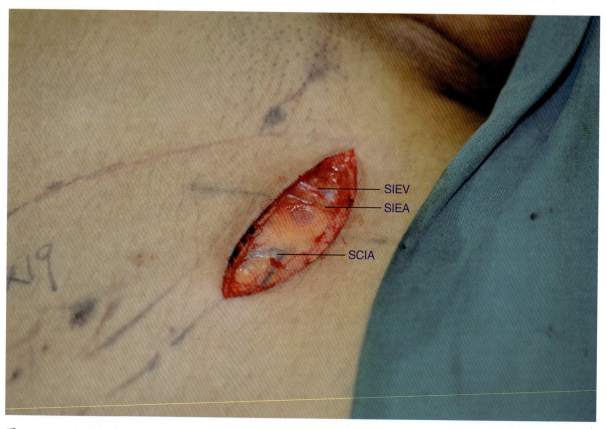

图 8-3-1　小的探查切口，显示腹股沟区的优势血供：腹壁下浅动脉发育良好。SIEA：腹壁下浅动脉；SIEV：腹壁下浅静脉；SCIV：旋髂浅静脉

第二步：调整皮瓣的设计。选择发育良好的腹壁下浅动脉为供血来源，根据血管走向，重新进行皮瓣设计（图8-3-2），兼顾受区形态和供区一期直接缝合的需要。在深浅脂肪层之间容易分离。

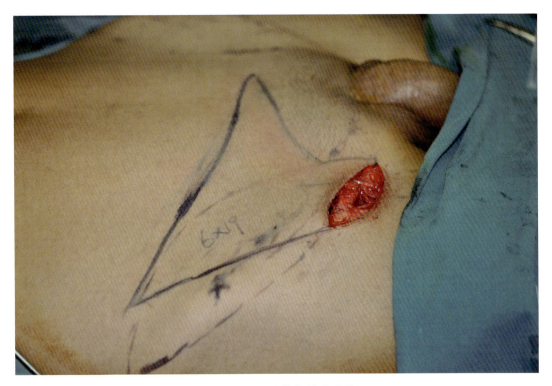

图 8-3-2　调整皮瓣的设计

第三步：皮瓣设计偏外侧时，增加外侧的旋髂浅静脉，后者一般与腹壁下浅静脉共干（图8-3-3）。游离蒂部修薄皮瓣周边。

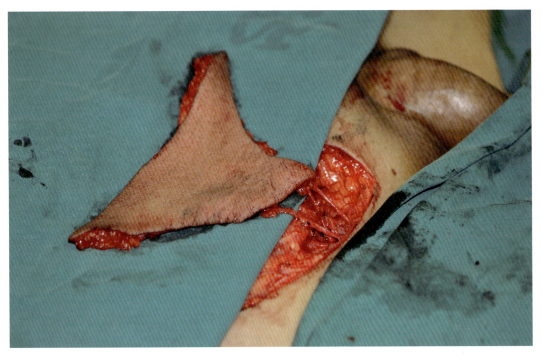

图 8-3-3　旋髂浅静脉与腹壁下浅静脉共干

■ 临床案例

以腹壁下浅动脉为蒂的皮瓣修复腋窝皮肤缺损（图8-3-4~图8-3-6）。

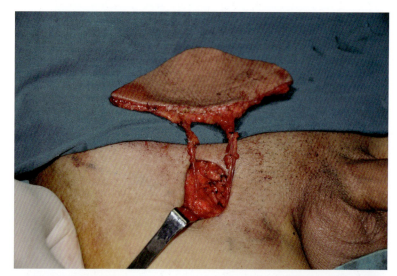

图 8-3-4　掀起以腹壁下浅动脉为蒂的皮瓣

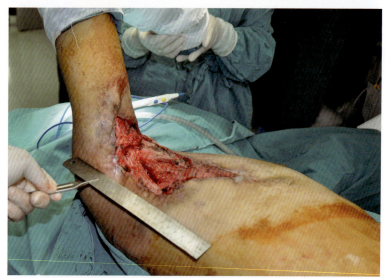

图 8-3-5　腋窝缺损

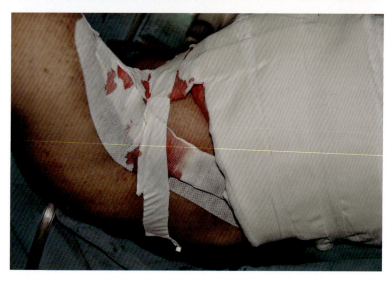

图 8-3-6　皮瓣移植

第四节　腹股沟皮瓣设计的临床路径之二：以旋髂浅动脉浅支为蒂

腹股沟皮瓣见图8-4-1。

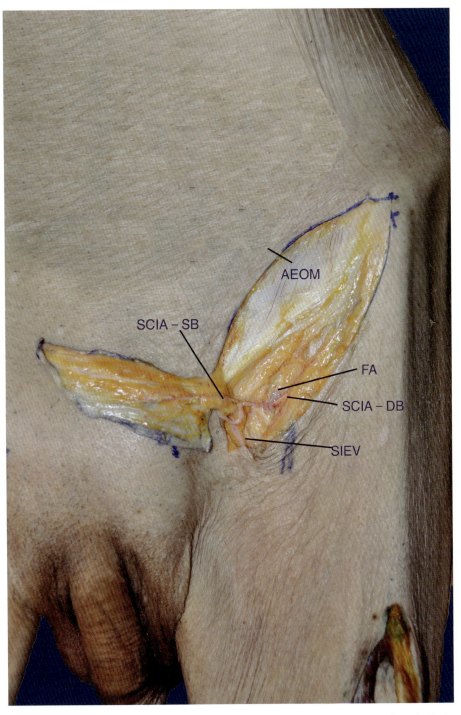

图 8-4-1　掀起以旋髂浅动脉浅支为蒂的腹股沟皮瓣。SIEV：腹壁下浅静脉；SCIA-SB：旋髂浅动脉浅支；SCIA-DB：旋髂浅动脉深支；AEOM：腹外斜肌腱膜；FA：股动脉

临床案例之一

以旋髂浅动脉为蒂的皮瓣移植修复受外伤后的皮肤缺损（图8-4-2）。

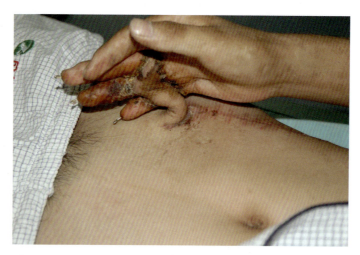

图 8-4-2　以旋髂浅动脉为蒂的皮瓣移植修复受外伤后的皮肤缺损

临床案例之二

以旋髂浅动脉为蒂的皮瓣修复颌下皮肤缺损（图8-4-3）。

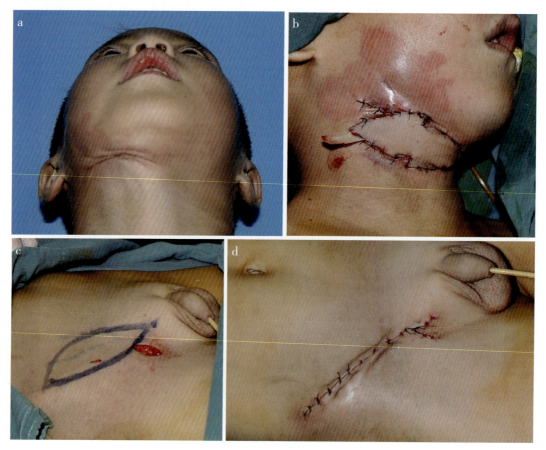

图 8-4-3 （a~d）以旋髂浅动脉为蒂的皮瓣修复颌下皮肤缺损

■ 临床案例之三

以旋髂浅动脉为蒂的皮瓣填充面部凹陷（图8-4-4）。

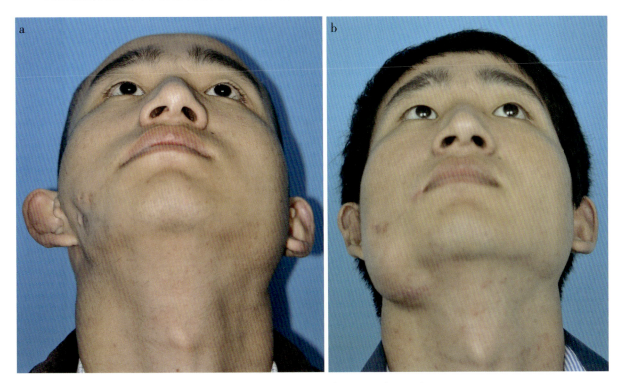

图 8-4-4　以旋髂浅动脉为蒂的皮瓣填充面部凹陷

第五节　腹股沟皮瓣设计的临床路径之三：以旋髂浅动脉深支或浅支的穿支为蒂

以旋髂浅动脉深支或浅支的穿支为蒂，见图8-5-1、图8-5-2。

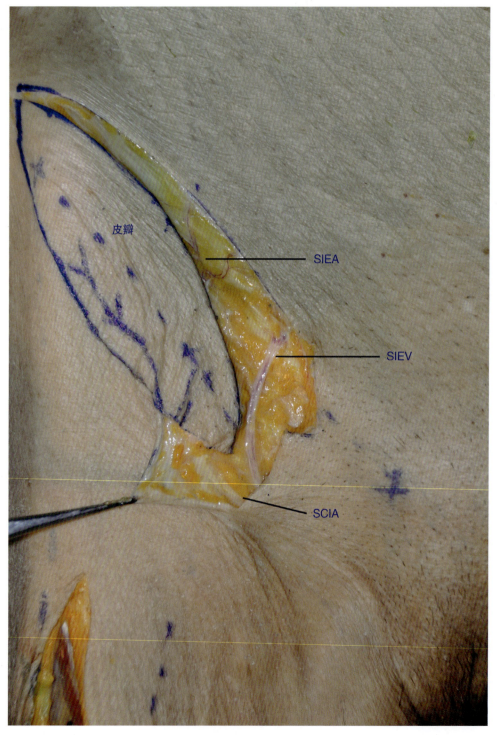

图 8-5-1　设计皮瓣，初步判断 SCIA 和 SIEA 的优劣势血供。SIEA：腹壁下浅动脉；SIEV：腹壁下浅静脉；SCIA：旋髂浅动脉

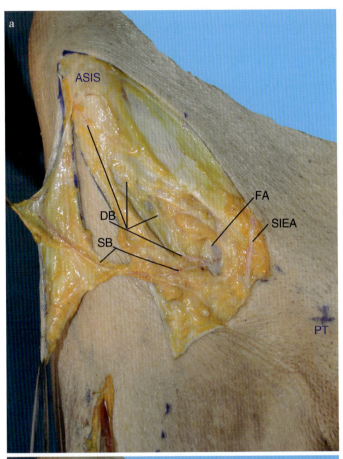

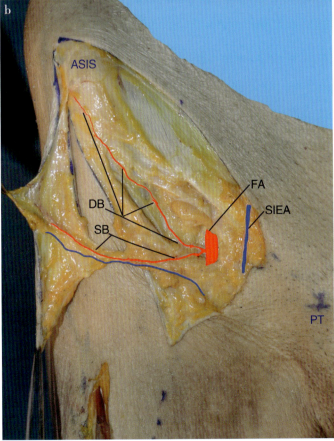

图 8-5-2 （a、b）旋髂浅动脉浅支（SB）和深支的完整展示。深支（DB）大约在起点和髂前上棘（ASIS）的中分处发出穿支支配皮肤（图中未显示），之后继续往 ASIS 走行，是深支支配髂骨瓣的基础。SIEA：腹壁下浅动脉；PT：耻骨结节；ASIS：髂前上棘；FA：股动脉

■ 临床案例之一

显示穿支出阔筋膜的情况

第一步：在股动脉处找到旋髂浅动脉的发出处及其走向，勾画出皮瓣的方向和大概范围。然后小心地逆向掀起皮瓣，在腹股沟韧带下方缝匠肌表面的阔筋膜处小心地显露出穿支（图8-5-3）。

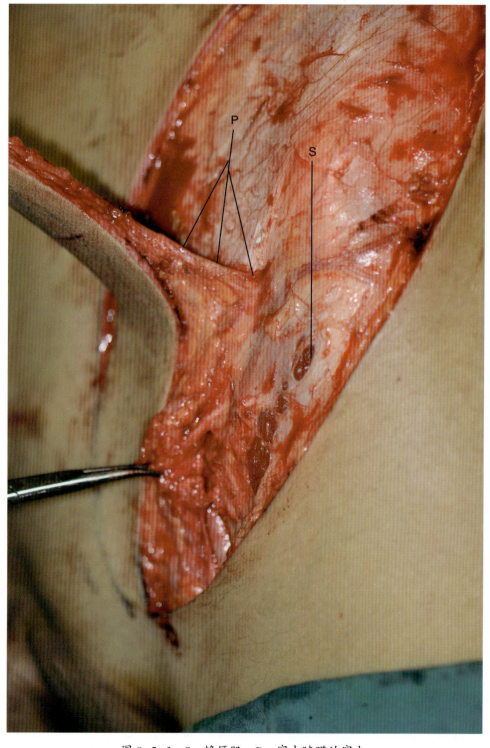

图8-5-3 S：缝匠肌；P：穿出腱膜的穿支

第二步：解剖穿支至股动脉，观察旋髂浅动脉和穿支之间的关系，图8-5-4显示两者不共干。然后游离整个皮瓣。

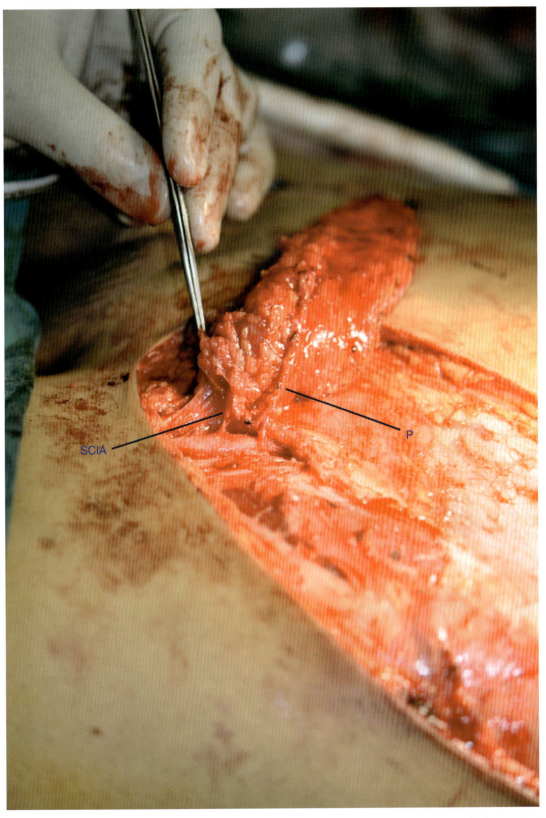

图8-5-4　游离出整个穿支蒂，可见深、浅两支不共干。SCIA：旋髂浅动脉；P：来自旋髂浅动脉深支的穿支

■ 临床案例之二

旋髂浅动脉浅支和深支穿支皮瓣修复会阴部皮肤缺损（图8-5-5）。

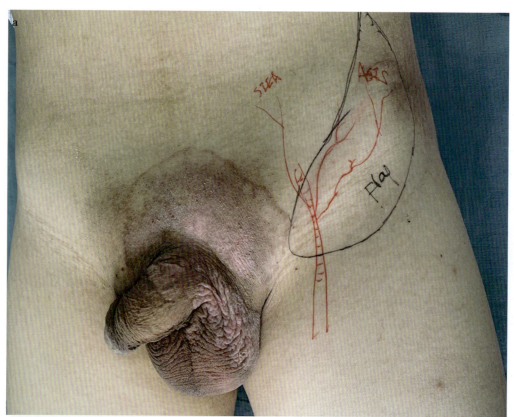

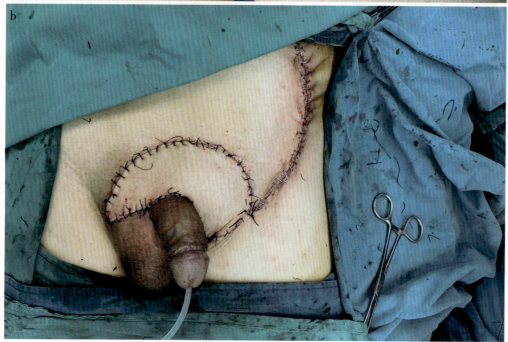

图 8-5-5 （a）设计皮瓣，绘出浅支和深支的走行情况。（b）切除肿瘤，用旋髂浅动脉浅支和深支穿支皮瓣修复会阴部皮损

■ 临床案例之三

旋髂浅动脉深支穿支皮瓣修复会阴部皮肤缺损（图8-5-6~图8-5-10）。

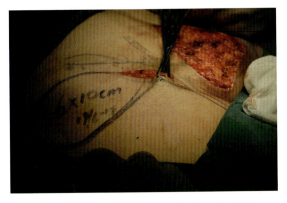

图 8-5-6 设计皮瓣，切除会阴部病变

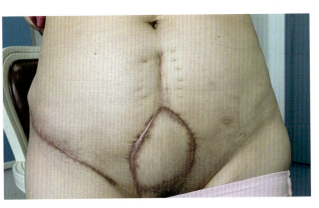

图 8-5-7 手术后 3 个月

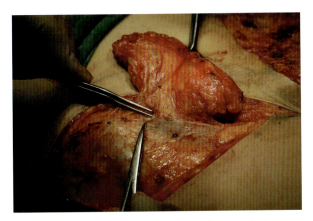

图 8-5-8 镊子指示：穿支穿出阔筋膜

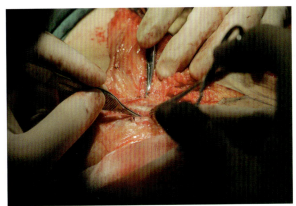

图 8-5-9 切开阔筋膜，解剖出在筋膜下走行的近端血管

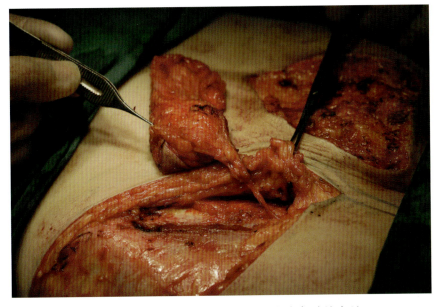

图 8-5-10 在缝匠肌表面掀起深支准备移植皮瓣

第六节　旋髂深动脉携带的髂骨瓣

旋髂深动脉携带的髂骨瓣，见图8-6-1、图8-6-2。

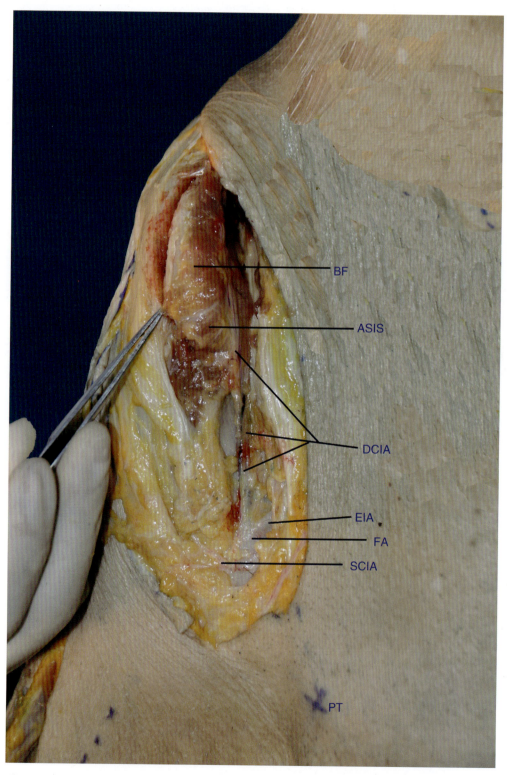

图 8-6-1　显露旋髂深动静脉和髂骨。BF：髂骨；PT：耻骨结节；FA：股动脉；ASIS：髂前上棘；SCIA：旋髂浅动脉；DCIA：旋髂深动脉；EIA：腹壁下浅动脉

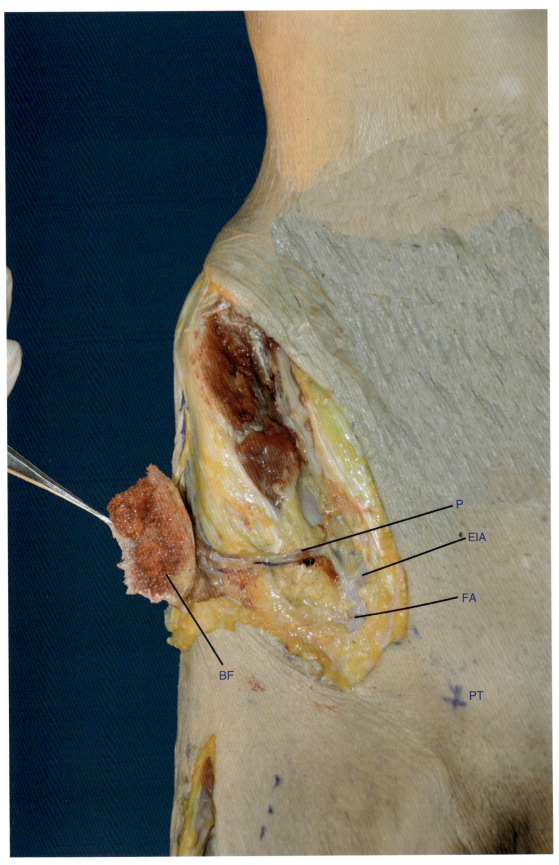

图 8-6-2　游离带血管的髂骨瓣。BF：髂骨；PT：耻骨结节；FA：股动脉；P：以旋髂深动脉为蒂；EIA：腹壁下浅动脉

■ 临床案例

旋髂深动脉携带髂骨瓣修复额部颅骨缺损（图8-6-3~图8-6-9）。

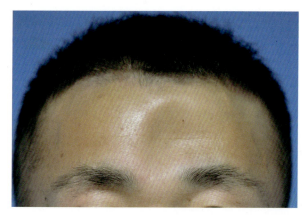

图 8-6-3　颅骨缺损

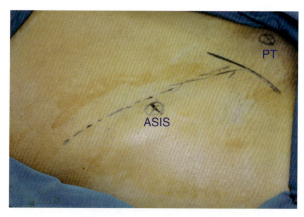

图 8-6-4　定位耻骨结节（PT）和髂前上棘（ASIS）

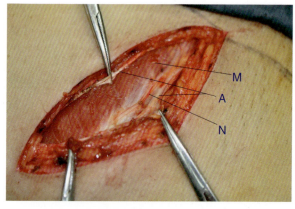

图 8-6-5　切开腹外斜肌腱膜（A），显露深面肌肉（M）和神经（N）

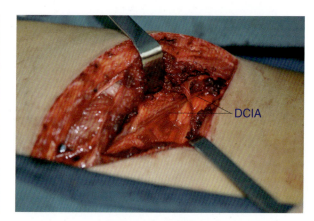

图 8-6-6　显露旋髂深动脉（DCIA）血管蒂

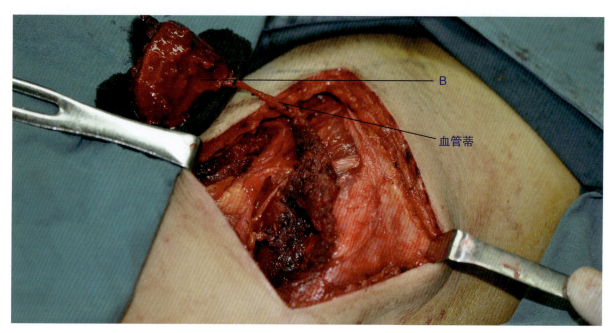

图 8-6-7　准备好血管蒂和骨瓣。B：髂骨

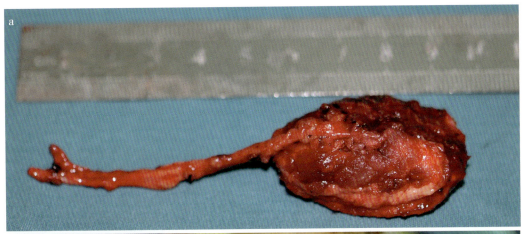

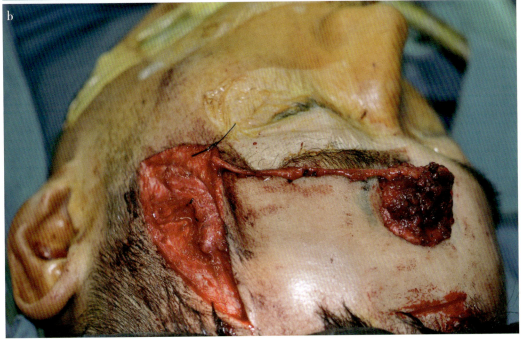

图 8-6-8 （a、b）骨瓣预移植

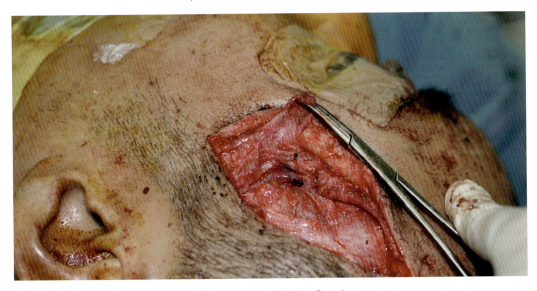

图 8-6-9　和颞浅血管吻合

第七节　旋髂浅动脉和旋髂深动脉同时携带的皮瓣和髂骨瓣

旋髂浅动脉和旋髂深动脉同时携带的皮瓣和髂骨瓣，见图8-7-1~图8-7-4。

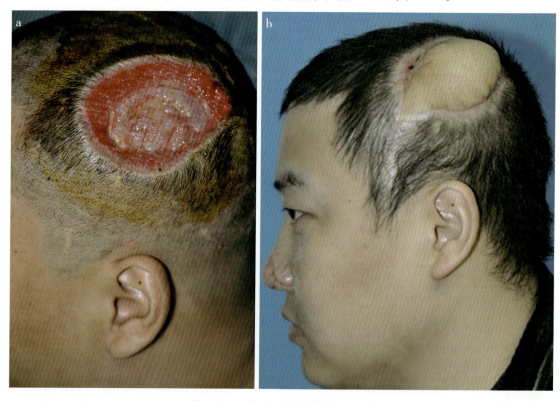

图 8-7-1　（a、b）修复手术前后

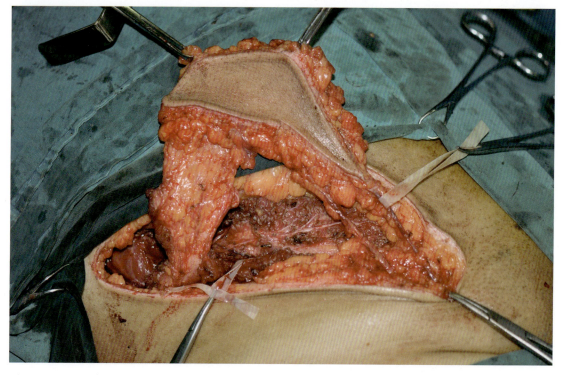

图 8-7-2　旋髂浅动脉的深支发育不好，选择旋髂浅动脉的浅支供养皮肤，而旋髂深动脉则营养髂骨

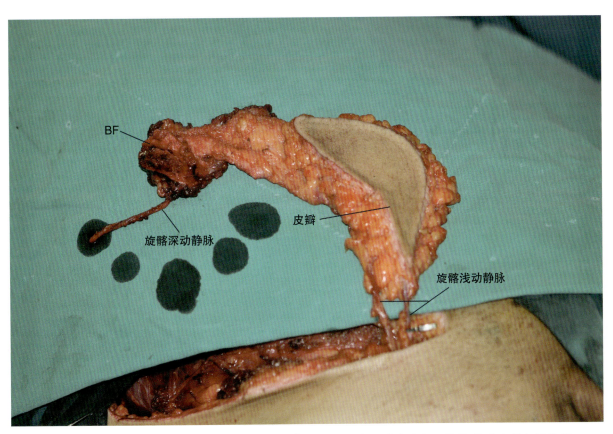

图 8-7-3　旋髂浅动脉浅支和旋髂深动脉双蒂。显示旋髂深动脉已断，旋髂浅动脉浅支还没断

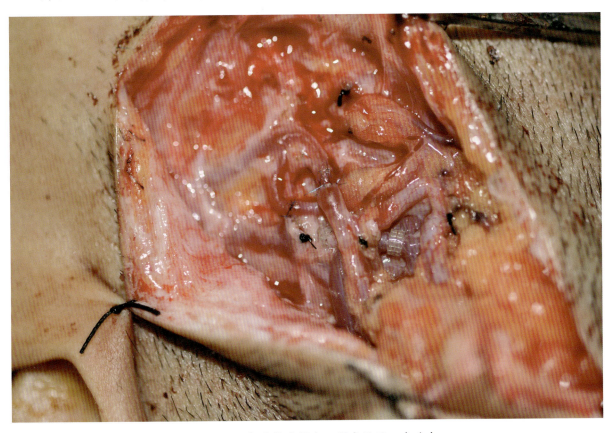

图 8-7-4　一套动静脉顺向、逆向做了 4 个吻合口

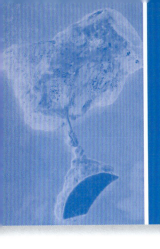

第九章　大腿皮瓣的选择策略

第一部分　股前外侧（ALT）穿支皮瓣

第一节　ALT 的概论和解剖

对ALT穿支皮瓣的初次描述源自宋业光教授。魏福全（Fu-Chan Wei）总结了1000多例股前外侧（ALT）穿支皮瓣，描述其为"万能皮瓣"，特点如下：

（1）ALT穿支皮瓣最能反映皮瓣和穿支皮瓣的特征。ALT穿支来自旋股外侧动脉的降支，少数情况来自横支。有时降支又分为内侧支和外侧支，通常外侧支穿过股外侧肌，是穿支的起源。不能找到合适的穿支的概率低于5%，此时可以选用高位的阔筋膜张肌穿支或者内侧的股前内侧穿支。

（2）ALT穿支皮瓣是练习解剖穿支的最佳皮瓣，同样，只要掌握穿支皮瓣的基本技术就能完整地获得穿支皮瓣。

（3）尽管存在变异，但总能完成手术。ALT穿支管径粗大，走行清晰，可以获得足够长的血管蒂。作者有1例患者的皮瓣蒂部从颞部穿过面部与下颌处的面动静脉吻合。

（4）皮瓣可以带感觉神经。股外侧皮神经恒定、粗大，在股前分布广泛。

（5）皮瓣柔软，可以显著修薄成形而不影响其血供。

（6）还可以携带多种成分，如肌肉、阔筋膜、神经等。

（7）由于蒂部长，因此局部移植灵活，是带蒂移植修复会阴部和阴囊缺损的很好选择。

（8）图9-1-1-1是1个旋股外侧动脉主干闭塞的案例，显示因新生侧支血管不好而致皮肤坏死的情况。

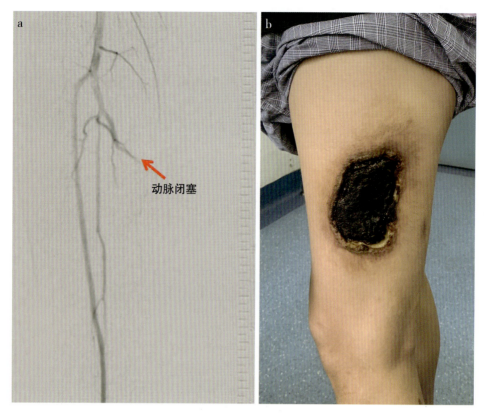

图 9-1-1-1 （a）动脉闭塞。（b）股前外侧皮损

图9-1-1-2~图9-1-1-8为ALT的解剖过程。

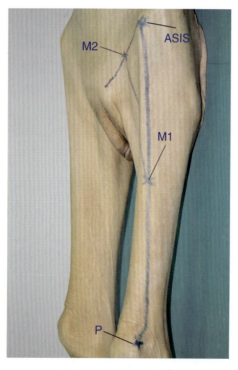

图 9-1-1-2 据经验认为，穿支出现的中心点为 M1，是 ASIS（髂前上棘）和 P（髌骨外上）的连线（AP 线）中点。但是临床上多以彩色多普勒检测为参考

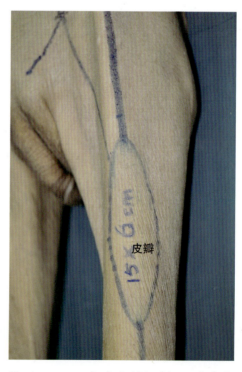

图 9-1-1-3 标本上模拟出 M1 为穿支的皮瓣大小 15cm×6cm

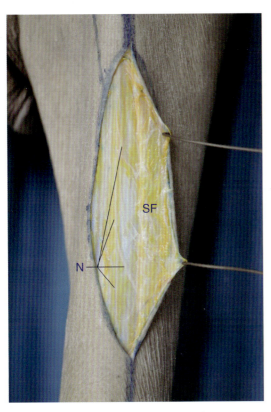

图 9-1-1-4　从内侧掀起皮瓣，在皮下脂肪层（SF）深面和阔筋膜表面走行着有多个分支的股前外侧皮神经（N）

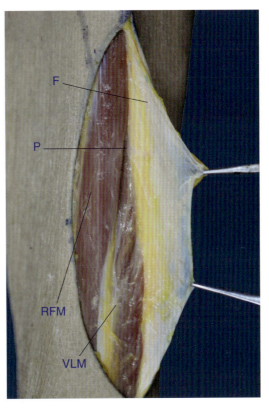

图 9-1-1-5　尽量不损伤神经，切开阔筋膜向外侧掀起寻找穿支，此入路最不易损伤血管也最容易显露穿支。可以看到一个穿支从肌间隙出来。RFM：股直肌；VLM：股外侧肌；F：阔筋膜；P：穿支

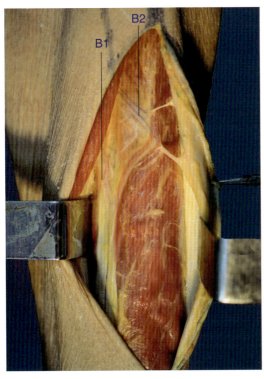

图 9-1-1-6　牵引股直肌（RFM）和股外侧肌（VLM），视野中可以看到旋骨外侧动脉至少分为两支，即肌支（B1）和皮肤穿支（B2），B2 又分出两个穿支的情况

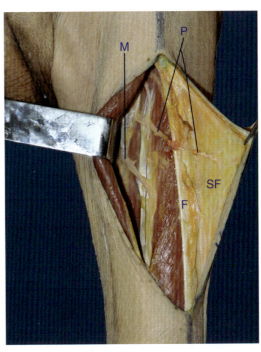

图 9-1-1-7　穿支从肌肉和阔筋膜中解剖出来。P：穿支；M：内侧降支；F：阔筋膜；SF：皮下脂肪

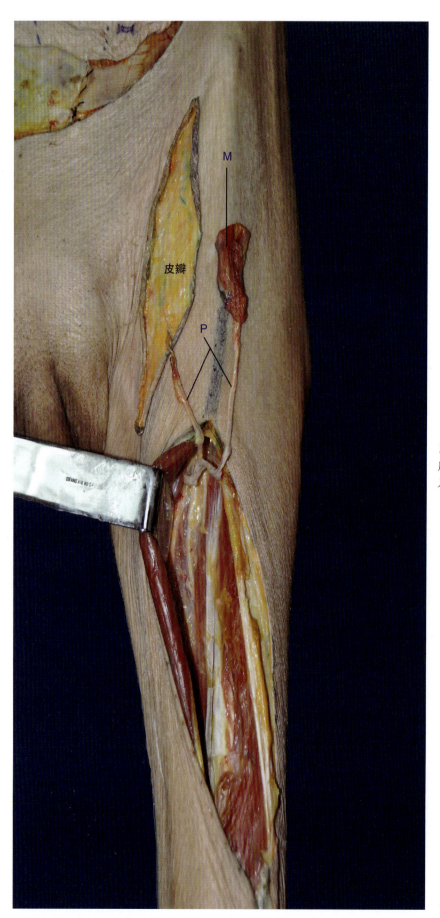

图 9-1-1-8　肌支（M）和皮肤穿支（P）共干，做成皮瓣及肌皮瓣局部移植

第二节　带蒂股前外侧皮瓣修复会阴部缺损

■ 临床案例之一

单侧带蒂股前外侧皮瓣修复阴囊缺损（图9-1-2-1~图9-1-2-3）。

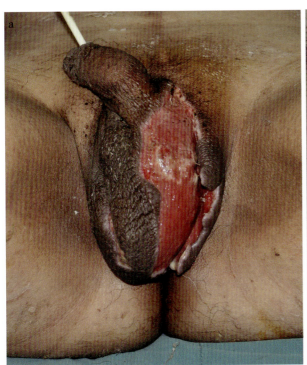
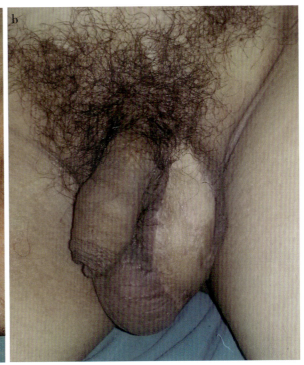

图 9-1-2-1 （a、b）股前外侧皮瓣移植修复手术前后

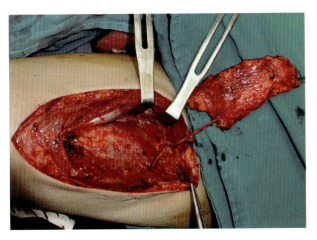
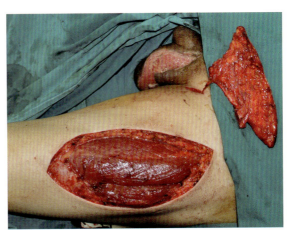

图 9-1-2-2　皮瓣的制备　　　　　　　图 9-1-2-3　皮瓣的转移

■ 临床案例之二

双蒂股前外侧皮瓣拼接修复会阴部缺损（图9-1-2-4、图9-1-2-5）。

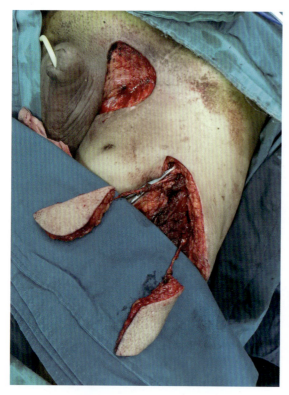

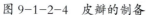

图 9-1-2-4　皮瓣的制备

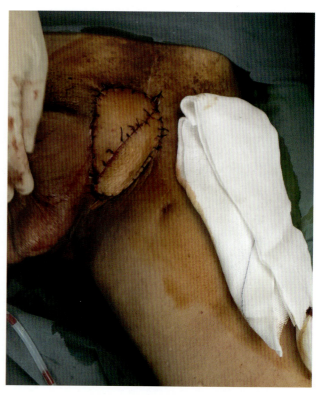

图 9-1-2-5　形成 kiss 皮瓣

■ 临床案例之三

双侧带蒂股外侧皮瓣移植修复会阴部缺损，术后出现皮瓣远端坏死，行股薄肌瓣移植修复（图9-1-2-6~图9-1-2-10）。

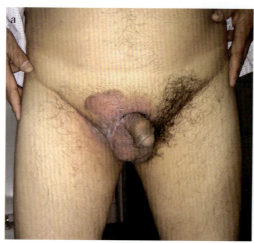

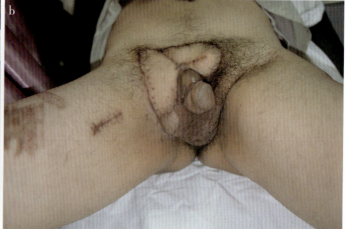

图 9-1-2-6　（a、b）会阴部 Paget 病修复手术前后

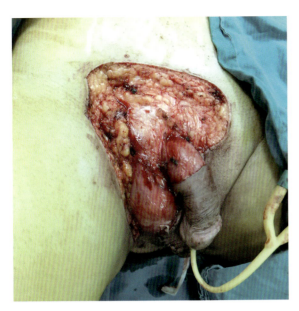

图 9-1-2-7　肿瘤切除后

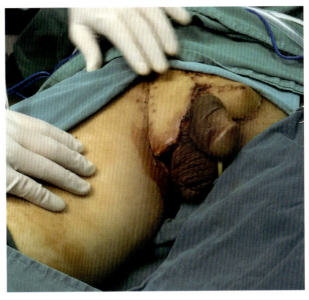

图 9-1-2-8　手术后 2 周，右侧股前外侧远端少量坏死

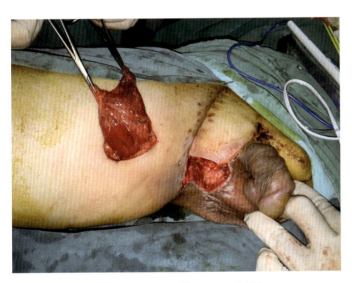

图 9-1-2-9　股薄肌肌瓣的制备

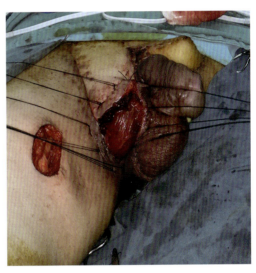

图 9-1-2-10　股薄肌肌瓣的移植

■ 临床案例之四

双侧带蒂股前外侧皮瓣修复肛周缺损（图9-1-2-11、图9-1-2-12）。

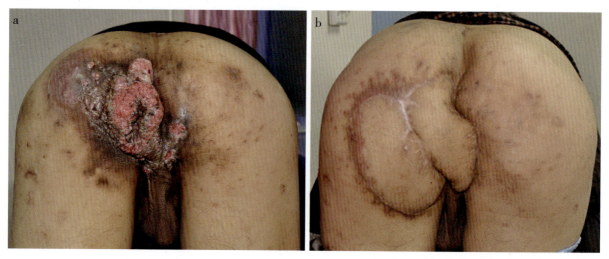

图 9-1-2-11 （a、b）肛周皮肤鳞状细胞癌切除后，应用双侧带蒂股前外侧皮瓣移植修复术后半年

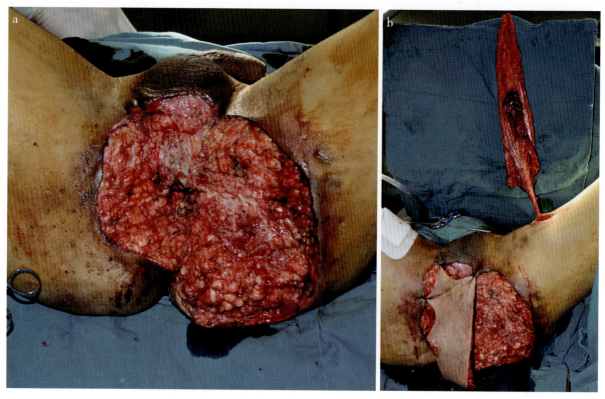

图 9-1-2-12 （a、b）肛周皮肤鳞状细胞癌手术切除后的创面，以及切除后应用双侧带蒂股前外侧皮瓣移植的术中情况

第三节　单个游离ALT穿支皮瓣的临床应用

■ 临床案例之一

ALT穿支皮瓣修复对侧小腿缺损，操作方便（图9-1-3-1~图9-1-3-3）。

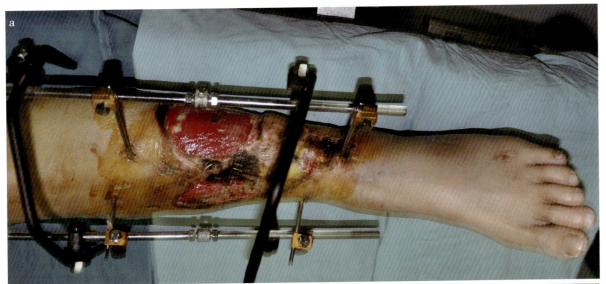

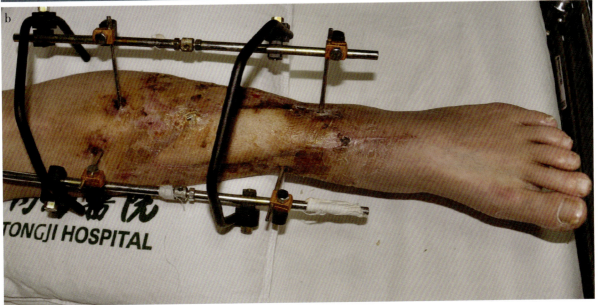

图 9-1-3-1 （a、b）ALT 穿支皮瓣修复胫前皮肤缺损

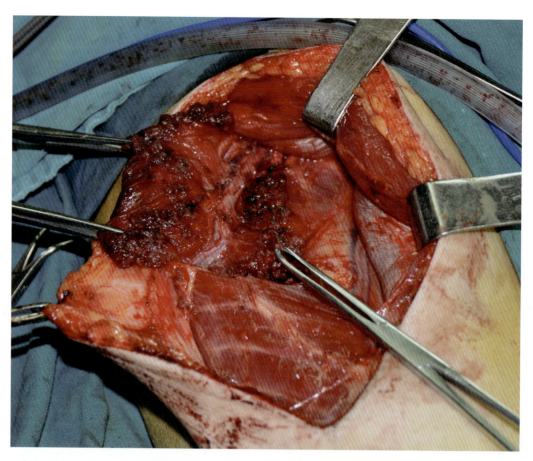

图 9-1-3-2　ALT 穿支血管的解剖过程

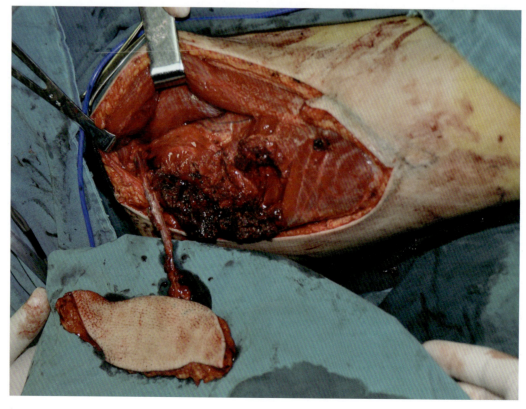

图 9-1-3-3　ALT 穿支和皮瓣的制备

■ 临床案例之二

同时获取肌肉和皮瓣修复慢性窦道（图9-1-3-4~图9-1-3-6）。

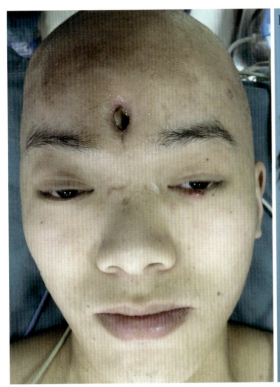
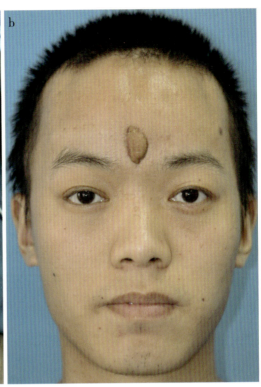

图 9-1-3-4 （a、b）慢性窦道治愈前后

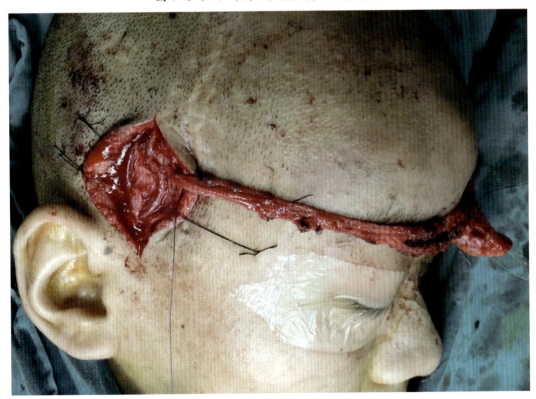

图 9-1-3-5 ALT 穿支皮瓣和肌瓣的制备

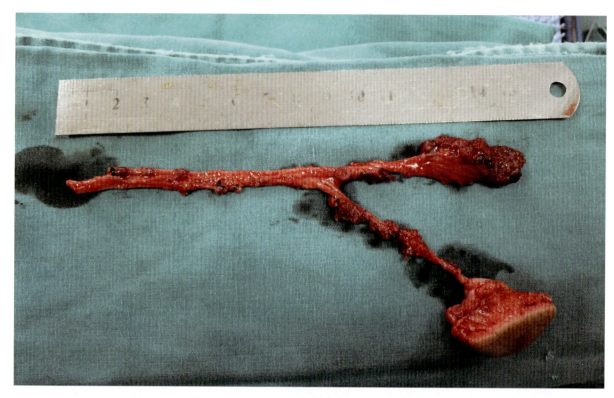

图 9-1-3-6　ALT 穿支皮瓣和肌瓣的制备

■ 临床案例之三

如果穿支血管够粗，则一个穿支血管可以营养一个大的皮瓣（图9-1-3-7、图9-1-3-8）。

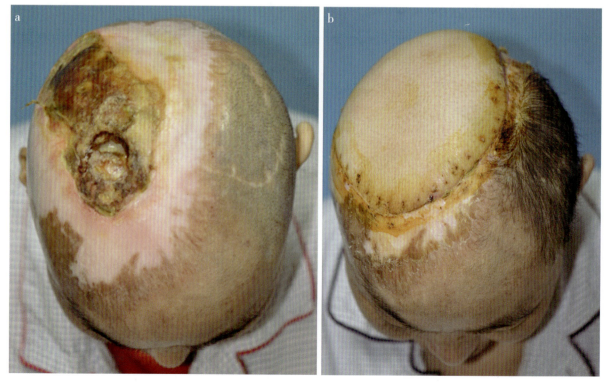

图 9-1-3-7（a、b）头皮鳞状细胞癌 ALT 穿支皮瓣修复前后

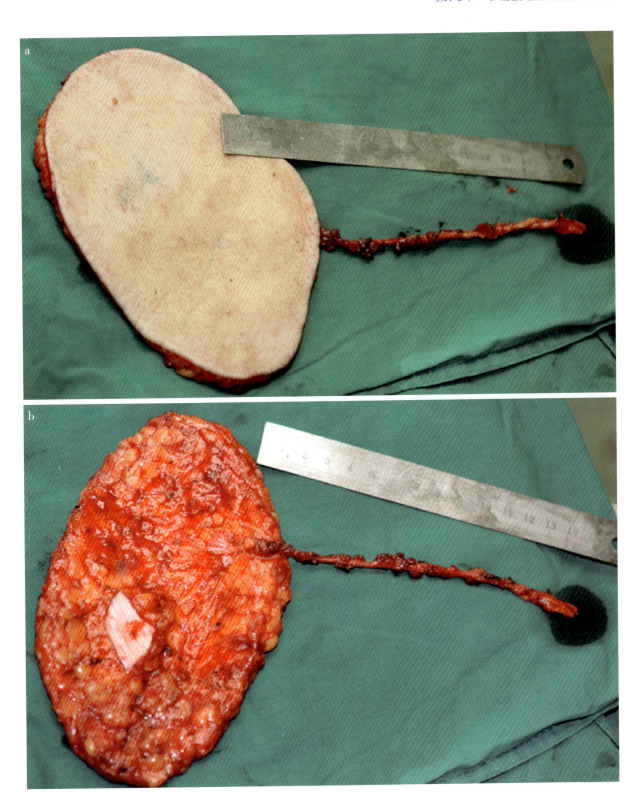

图 9-1-3-8 （a、b）一个穿支血管营养一个大皮瓣

■ 临床案例之四

如果穿支血管比较小或者穿支血管碰巧在皮瓣周边，可以携带两个或者两个以上的穿支血管（图9-1-3-9~图9-1-3-11）。

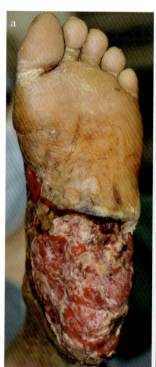
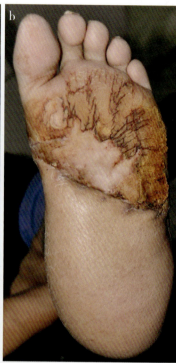

图 9-1-3-9 （a、b）ALT 穿支皮瓣修复足跟缺损

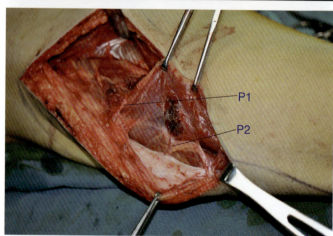

图 9-1-3-10 阔筋膜下可见两个穿支血管（P1、P2）

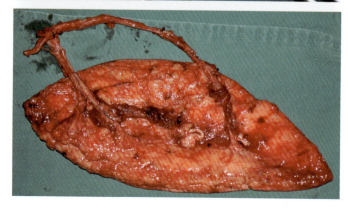

图 9-1-3-11 两个穿支血管营养一个大皮瓣

临床案例之五

嵌合性股前外侧穿支皮瓣（ALT穿支皮瓣嵌合体，图9-1-3-12、图9-1-3-13）。

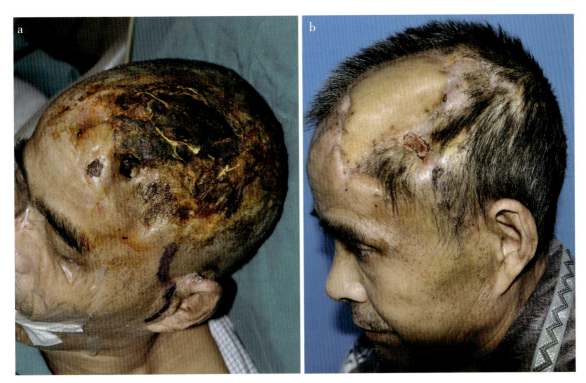

图9-1-3-12　多种组织成分组成嵌合体，是ALT穿支皮瓣的一个特色。（a）该案例外伤后头皮缺损、颅骨缺损，并有颅内脑组织坏死、慢性感染。（b）采用ALT穿支皮瓣嵌合体修复后的情况

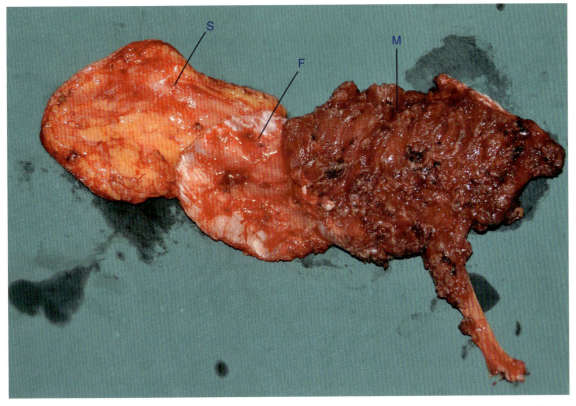

图9-1-3-13　ALT穿支皮瓣嵌合体包括了皮肤皮下脂肪（S）、阔筋膜（F）、有填充抗感染作用的股外侧肌肉块（M）。由一个穿支血管供血

第四节　分叶股前外侧皮瓣：kiss皮瓣

每个穿支各支配一个小皮瓣，设计多个穿支的分叶皮瓣组合称为kiss皮瓣。kiss皮瓣最大的优势是，可以变长度为宽度，提高皮瓣的利用效率。至少可以分为以下两种情况：出阔筋膜前的两个独立的穿支、出阔筋膜后的多个独立的穿支。

■ 临床案例之一

出阔筋膜前的两个独立的穿支（图9-1-4-1~图9-1-4-4）。

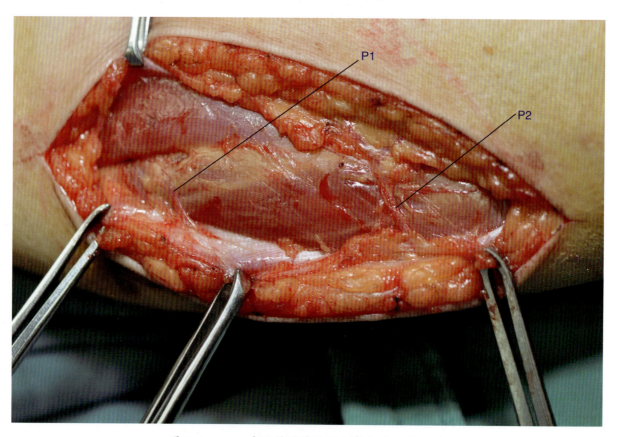

图 9-1-4-1　出阔筋膜前的两个穿支（P1 和 P2）

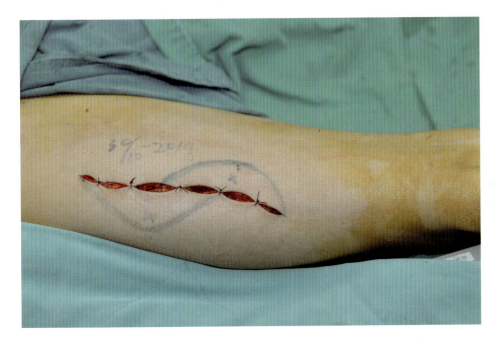

图 9-1-4-2　基于这两个穿支分别设计成错开的两个小皮瓣，减少宽度带来的张力

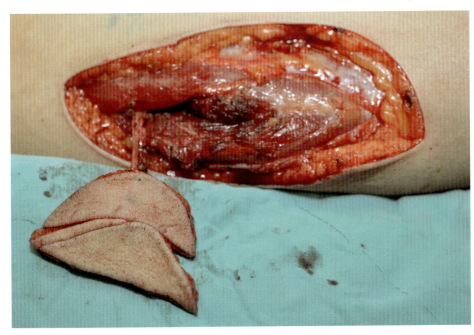

图 9-1-4-3　演示将两个小皮瓣横向拼接的样子

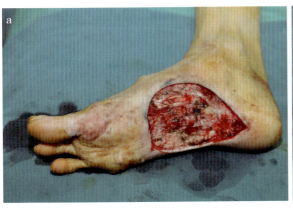

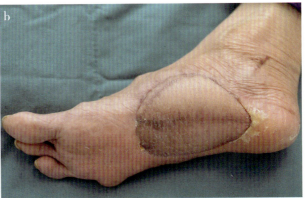

图 9-1-4-4　（a、b）足底创面和用 kiss 皮瓣修复后半年的情况

183

临床案例之二

出阔筋膜后的多个独立的穿支。有时大管径的ALT穿支穿出阔筋膜后分出多个皮支，其中大的几个分支都可以单独作为蒂形成皮瓣（图9-1-4-5~图9-1-4-7）。

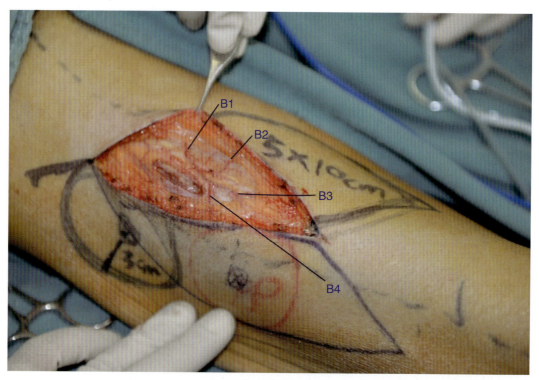

图 9-1-4-5　切开皮下，在阔筋膜的表面可见一个穿支发出的4个有动脉搏动的小分支（B1~B4）

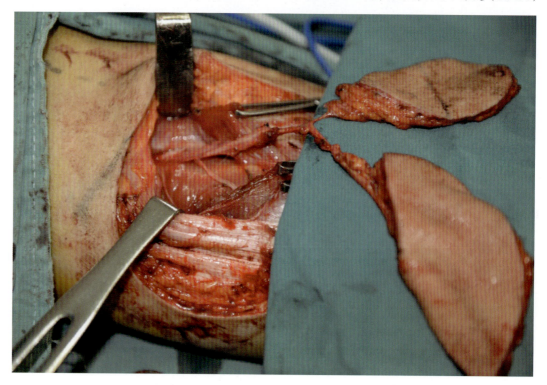

图 9-1-4-6　取其中两个大的穿支设计成两个小皮瓣

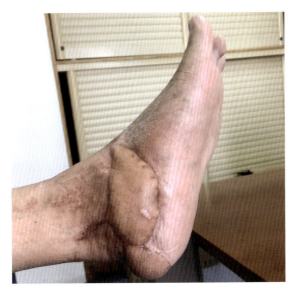

图 9-1-4-7　修复足的创面

■ 临床案例之三

出阔筋膜前的两个独立的穿支（图9-1-4-8）。

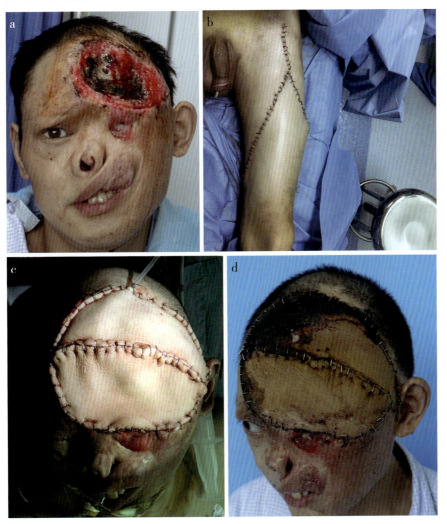

图 9-1-4-8 （a）鳞状细胞癌侵犯颅内。（b）供区一期缝合。（c）kiss 皮瓣覆盖创面。（d）1 周后皮瓣远端部分坏死

第二部分　股前外侧的替补皮瓣：股前内侧皮瓣

　　尽管ALT是大腿部位的首选皮瓣供区，但是有小于5%概率的ALT穿支缺乏，此时选择对侧大腿再进行探查将会更加麻烦。因此，往往可以在内侧选择股前内侧（AMT）皮瓣，而且不需要另外增加切口。在选择ALT时，最开始应该选择内侧切口以备不时之需。Peirong Yu认为，ALT和AMT穿支是此消彼长的关系，因此，ALT的缺乏提示AMT的发达，本书作者临床上也得出这样的结论。

　　ALT穿支皮瓣和AMT皮瓣的血管经常可以追溯到旋股外侧动脉共干，但是只有穿出股直肌的才被称为AMT皮瓣。AMT皮瓣的血供还可以来自股浅动脉（图9-2-1~图9-2-7）。

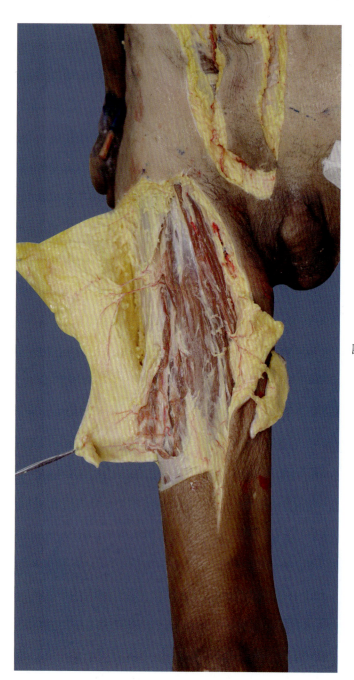

图 9-2-1　显示 ALT 穿支皮瓣和 AMT 皮瓣

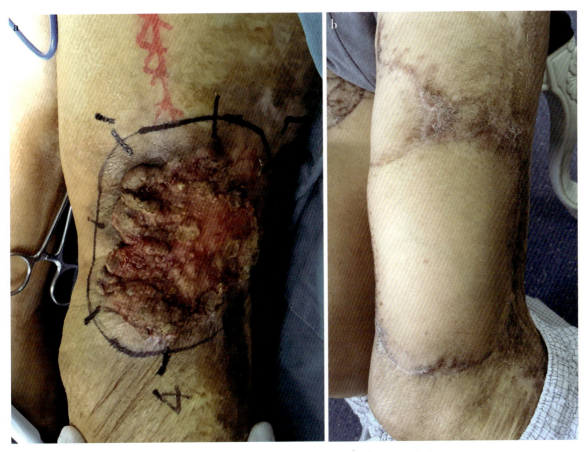

图 9-2-2 （a、b）AMT 皮瓣修复术前及术后半年

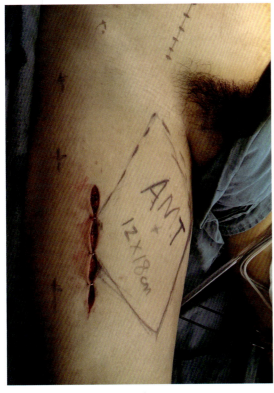

图 9-2-3 AP 线内侧设计切口，探查发现
ALT 穿支皮瓣不可用，遂改设计 AMT 皮瓣

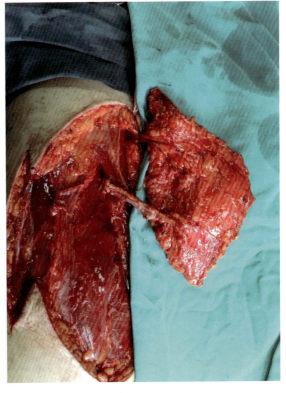

图 9-2-4 掀起 AMT 皮瓣

临床案例

AMT皮瓣修复上下唇口腔内缺损（图9-2-5~图9-2-7）。

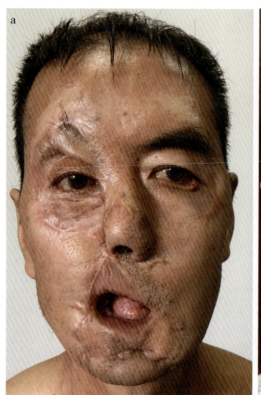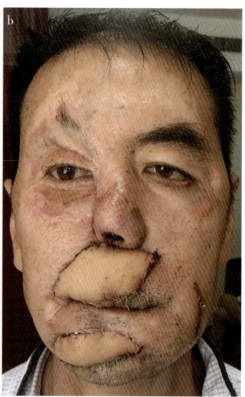

图 9-2-5 （a、b）手术前后 1 周

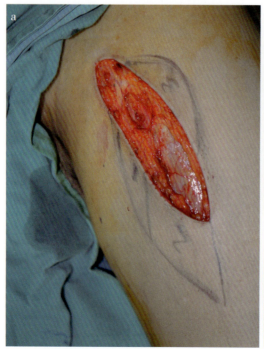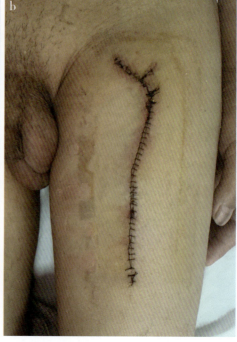

图 9-2-6 （a、b）初始设计 ALT 穿支皮瓣。术中发现皮下组织丰富的小动脉血供，逆向探查发现属于 AMT，1、2、3 是 3 个分叶的皮瓣

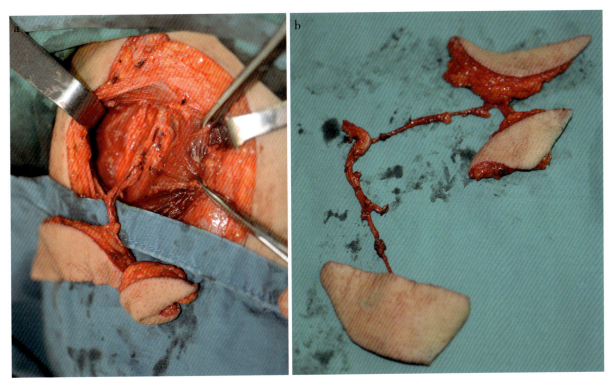

图 9-2-7　（a、b）AMT 分叶皮瓣形成

第三部分　股薄肌肌瓣的解剖和临床应用

股薄肌肌瓣是修复重建的重要备选皮瓣，也是很多功能重建的首选皮瓣。股薄肌切取后不会有任何功能上的问题，两组医生可以分开同时操作，切口也隐蔽。

（1）游离移植：骨骼肌缺失或者永久丧失功能后需要用其他肌肉替代，例如陈旧性面瘫后表情肌的失功能，以及手臂神经、肌肉的毁损等，股薄肌通常是第一选择。

（2）局部移植：对于会阴部的皮肤缺损和各种窦道，股薄肌的局部移植修复既方便又有效。

（3）血供和神经支配：股薄肌血供可靠、管径合适、变异不大。股薄肌通常有一个主要的血管和多个次要的血管，见图9-3-1。主要血管来自旋股内侧动脉或者股深动脉，恒定，易显露和获取。支配神经来自闭孔神经的前支，恒定，直径大小适中。

（4）股薄肌可以选用多种方式：肌瓣、肌皮瓣、穿支皮瓣、股薄肌和长收肌联合肌瓣（股薄肌和长收肌有相同的血管和神经支配，需要两块肌肉时可以同时取下）。

（5）需要获取皮瓣时，皮瓣来源通常有：①近端股薄肌肌皮瓣都会有肌皮穿支，而远端通常缺乏，因此携带皮瓣要选近侧，不需要解剖血管。②长收肌和股薄肌之间的肌间隔穿支，见图9-3-2中的V4，这些穿支是供应小皮瓣的良好血供。③股薄肌的肌皮穿支，需要解剖股薄肌，见图9-3-3~图9-3-5。可以单独形成皮瓣。

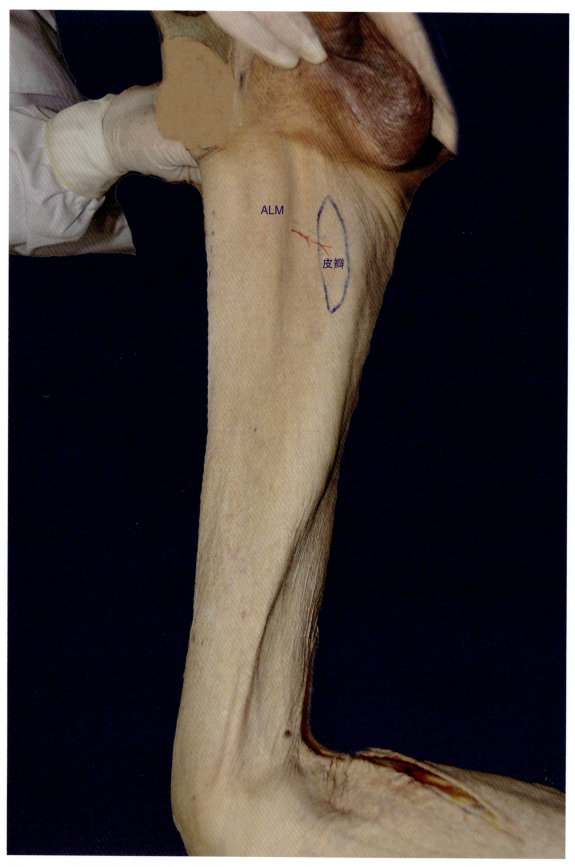

图 9-3-1　大腿屈曲外展呈蛙腿样姿势，可以触摸和看到长收肌（ALM）的解剖标志，股薄肌在其内后与之相邻。有穿支血管营养皮肤，形成穿支皮瓣或者带肌肉的肌皮瓣

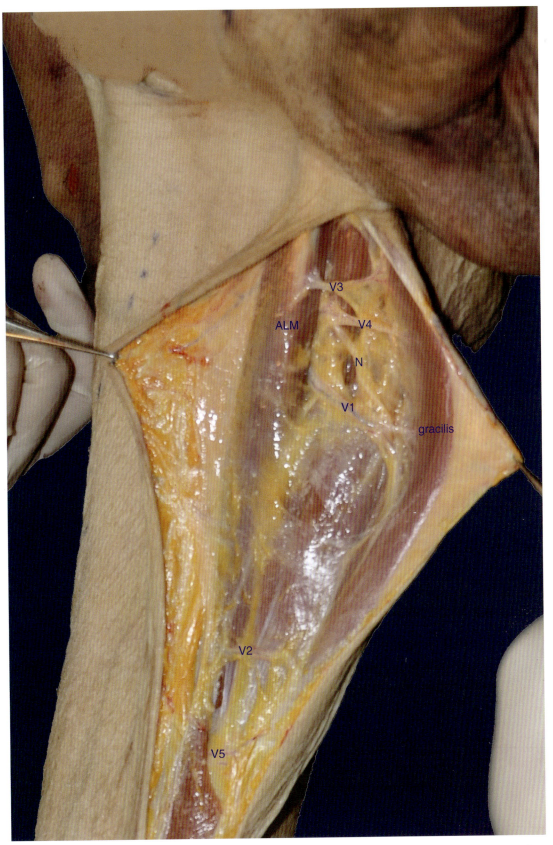

图 9-3-2　在长收肌（ALM）表面的皮肤做一纵向切口，避免损伤肌间隔的血管。显露股薄肌
（gracilis），可以清楚看到支配股薄肌的几种血管方式。V1 是主要血管；V2 是远端的主要血管；
V3 是来自长收肌穿支再支配皮肤的血管；V4 是来自股薄肌和长收肌的肌间隔血管。V5：次要
血管；N 是支配股薄肌的唯一神经

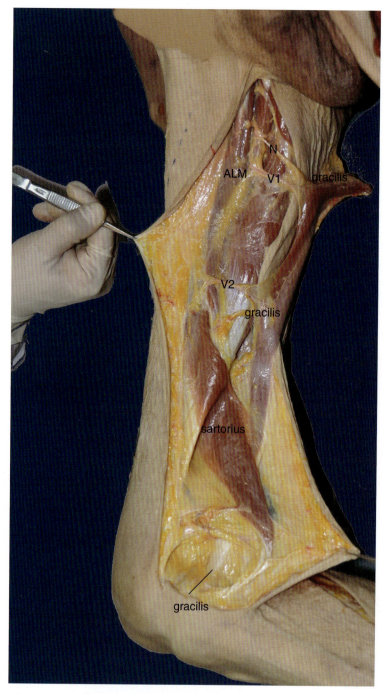
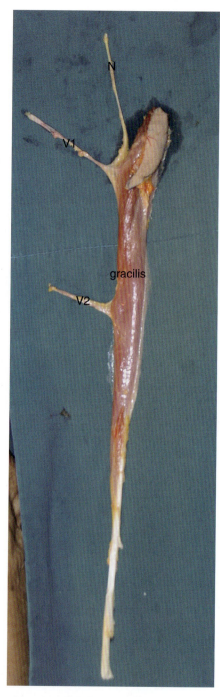

图 9-3-3　从耻骨上离断股薄肌（gracilis），显示股薄肌的全长止于胫骨内侧，和缝匠肌（sartorius）交叉，取全长股薄肌时需要明确解剖关系。V1 是主要血管，V2 是次要血管。N 是支配股薄肌的唯一神经

图 9-3-4　获取全长的股薄肌（gracilis），V1 是主要血管，V2 是次要血管。N 是支配股薄肌的唯一神经

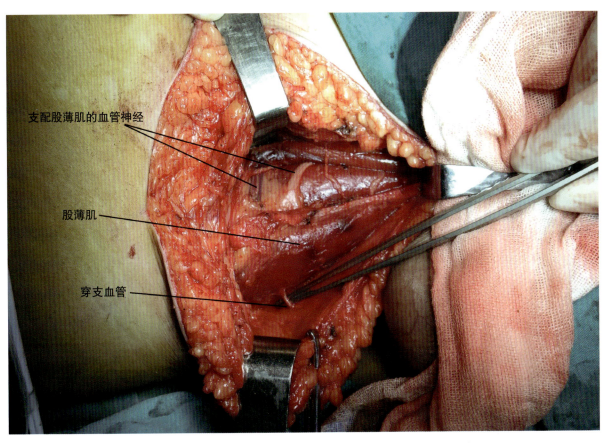

图 9-3-5　术中显露股薄肌的营养血管神经和皮肤穿支血管

支配股薄肌的血管神经

股薄肌

穿支血管

■ 临床案例之一（图 9-3-6～ 图 9-3-12）

腮腺手术造成的陈旧性面瘫，表情肌萎缩失功能，患侧神经主干近颅侧是正常的。游离股薄肌一期修复面瘫。颞浅血管作为受区。

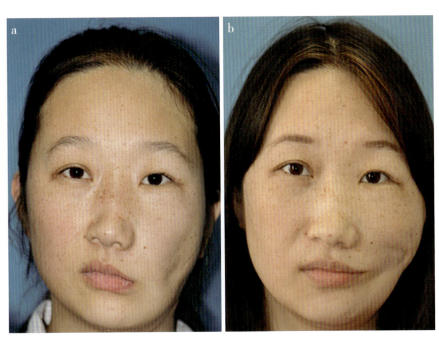

图 9-3-6　（a、b）手术前及术后 1 年

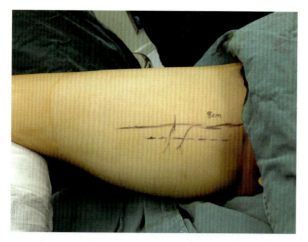

图 9-3-7　绘出体表标记

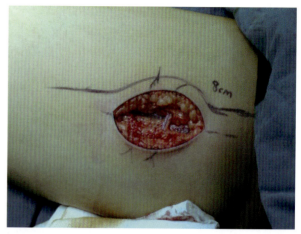

图 9-3-8　注意保护穿支血管

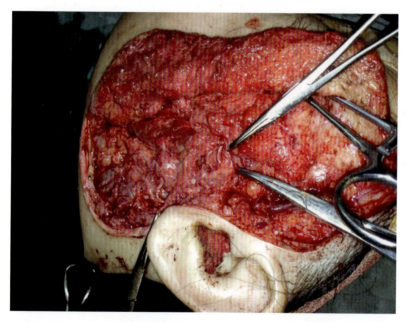

图 9-3-9　受区，找到健康的残端面神经

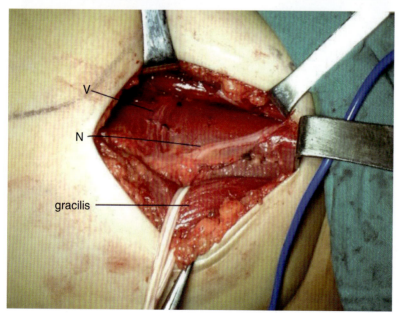

图 9-3-10　显露股薄肌（gracilis），V 是主要血管，N 是支配股薄肌的唯一神经

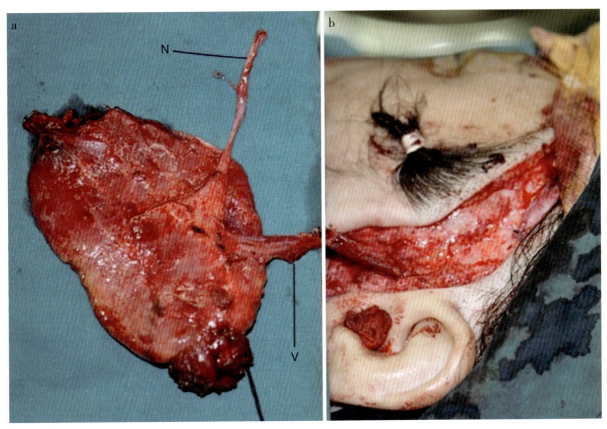

图 9-3-11　（a、b）受区和颞浅动静脉吻合，股薄肌神经和面神经颊支吻合

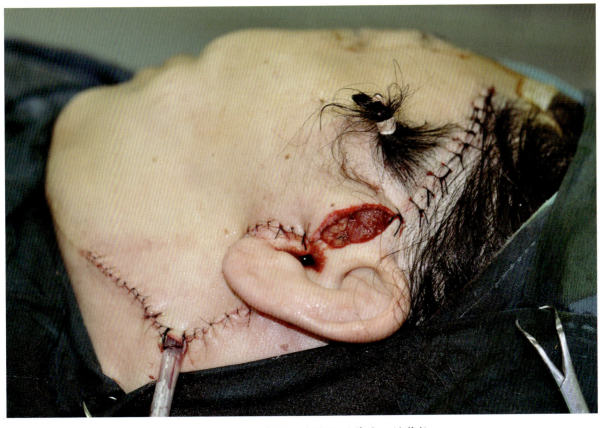

图 9-3-12　术中拖出少许肌瓣作为血供监控

■ 临床案例之二

晚期面瘫，行一期跨面神经移植，二期行带血管神经的游离股薄肌肌皮瓣修复（图9-3-13~图9-3-16）。

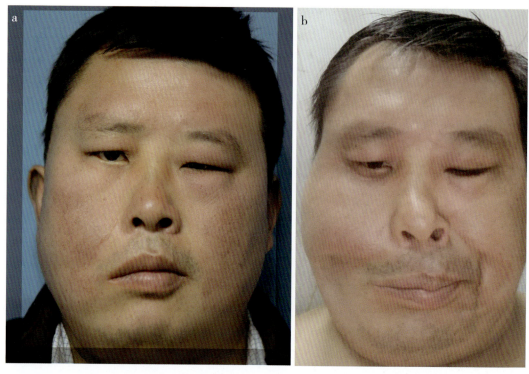

图 9-3-13 （a、b）二期手术前后（术后左侧出现口角的收缩动作）

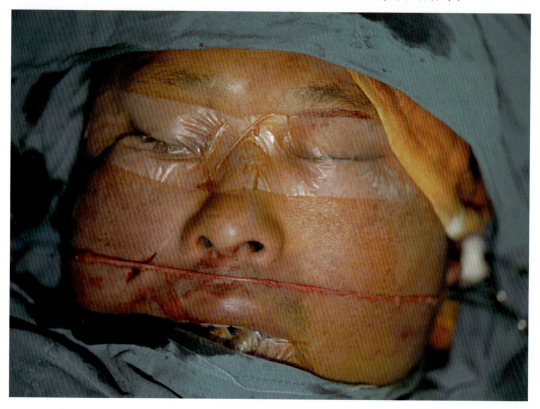

图 9-3-14 一期术中跨面神经移植

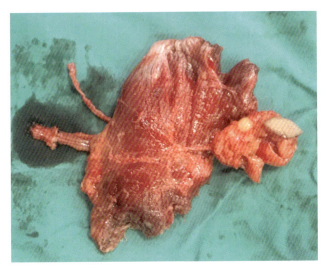

图 9-3-15　二期术中获取股薄肌肌皮瓣

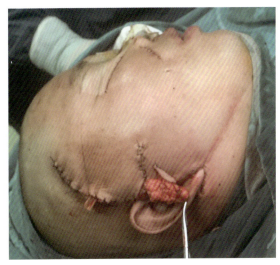

图 9-3-16　术中把皮瓣作为血供监控

■ 临床案例之三

对于早期面瘫，肌肉还没有萎缩但是面神经恢复无望的患者，可以行咬肌神经-面神经吻合术，免于进行肌肉替代治疗（图9-3-17、图9-3-18）。

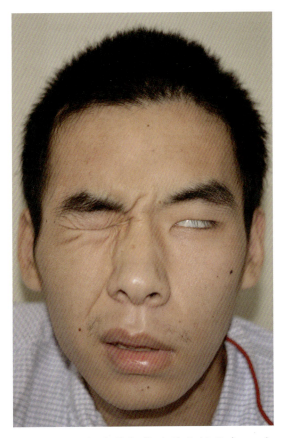

图 9-3-17　颅底骨折导致的左侧面瘫，2个月后没有恢复的迹象

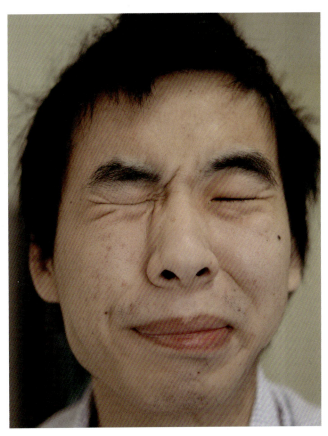

图 9-3-18　伤后2个月行同侧咬肌神经－面神经吻合。术后半年恢复良好，微笑伴随咬合动作

■ 临床案例之四

　　股薄肌用于盆底重建。低位直肠癌Miles手术后因盆底薄弱导致子宫脱垂。妇科医生行组织复位，整形科医生行带血管神经蒂的股薄肌肌皮瓣移植修复（图9-3-19～图9-3-21）。

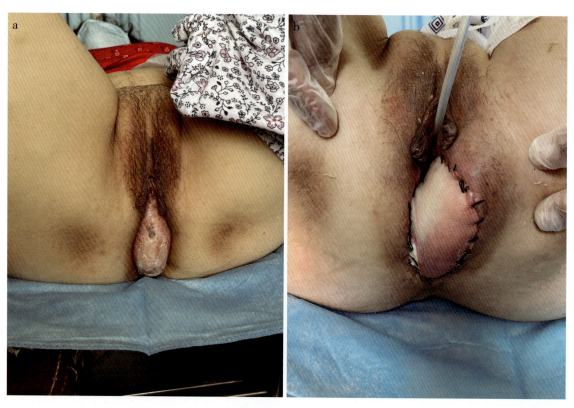

图 9-3-19 （a、b）带血管神经蒂的股薄肌移植手术前后

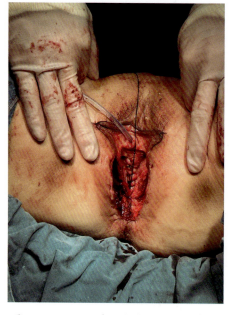

图 9-3-20　妇科医生完成组织的复位

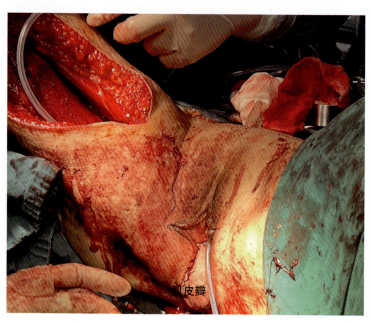

图 9-3-21　整形科医生完成肌皮瓣的移植

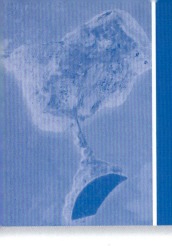

第十章　前臂皮瓣的选择策略

前臂皮瓣通常是指以桡动静脉为蒂的皮瓣。桡动脉在前臂分为掩盖部和显露部，在显露部肌肉大都变为肌腱部分，桡动脉变得更为表浅，易于触摸和解剖分离，也发出更多的皮肤分支，并且相互吻合成网，是前臂皮瓣血管的基础。总结前臂皮瓣的特点有：

（1）皮瓣血供可靠、血管恒定，动静脉管径粗大易于吻合。带蒂的话，顺向或者逆向都可以，后者也不会出现静脉瘀滞。

（2）皮瓣回流静脉可以选用深层伴行静脉，或者浅静脉如头静脉和贵要静脉，而且深、浅两层间静脉吻合丰富，均为可靠的皮瓣回流静脉。伴行静脉更细小、壁薄，而浅静脉粗大、壁厚，更易于吻合。

（3）前臂外侧皮神经走行在该皮瓣内，和受区神经吻合后可以作为带感觉神经的皮瓣。

（4）该皮瓣薄而柔软，可以修复面颊部、食管、阴茎和尿道等器官，还可以作为预构皮瓣。

（5）单纯前臂皮瓣切取后没有功能问题。由于前臂是暴露部位，会遗留较为明显的缺陷，对年轻女孩慎用。

■ 临床案例之一

面部血管瘤造成下唇毁损。采用前臂皮瓣修复下唇缺损，伴行静脉作为回流静脉（图10-1~图10-3）。

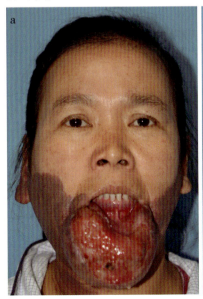 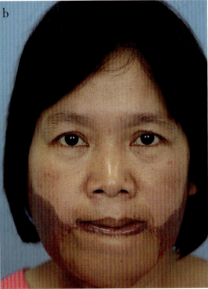

图 10-1 （a、b）手术前后

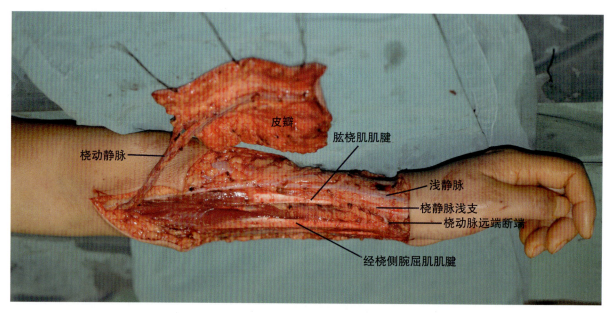

图 10-2　前臂皮瓣的制备

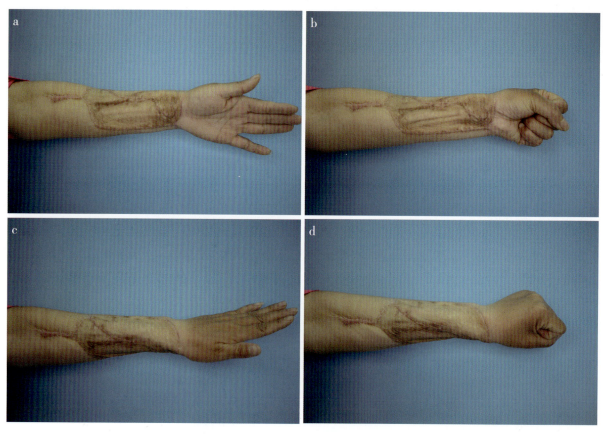

图 10-3　（a~d）供区植皮后的效果

■ 临床案例之二

获取深浅两组静脉的前臂桡侧皮瓣，修复阴茎皮肤缺损。（图10-4~图10-7）。

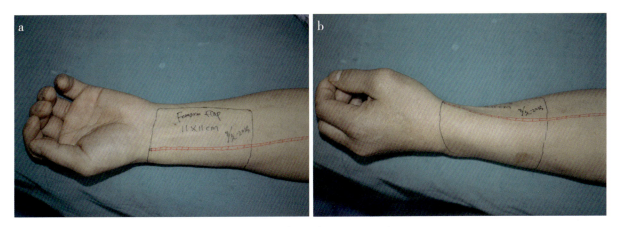

图 10-4 （a、b）皮瓣的设计

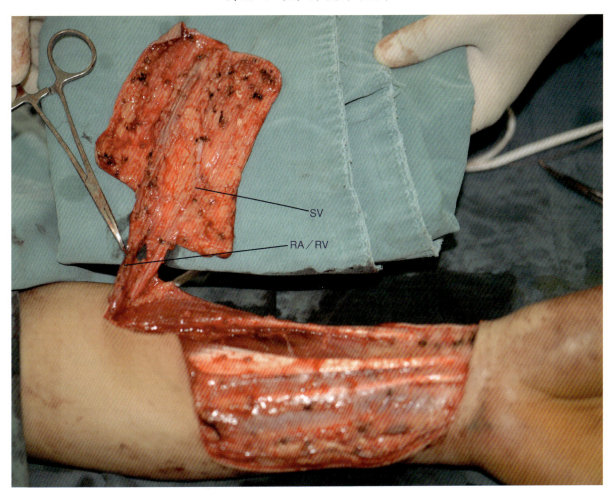

图 10-5 皮瓣的制备，同时获取浅层静脉，SV：浅静脉，RA/RV：桡动静脉

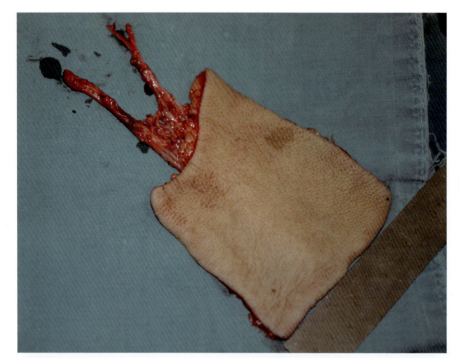

图 10-6　获取皮瓣

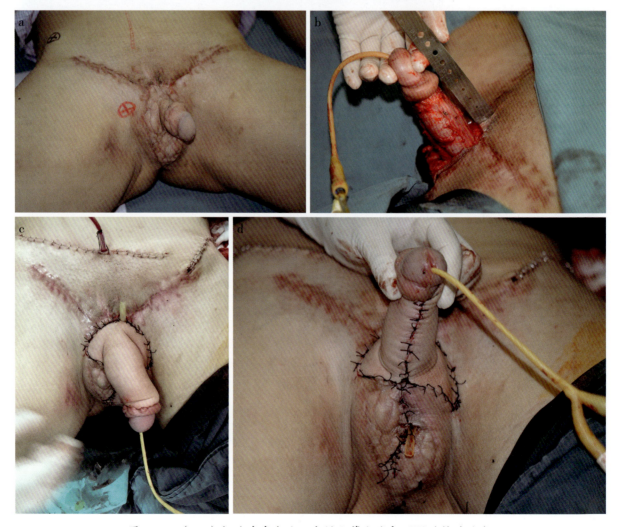

图 10-7（a~d）切除瘢痕皮肤，皮瓣血管和腹部下深动静脉吻合

■ 临床案例之三

修复外伤鼻皮肤缺损（图10-8、图10-9）。

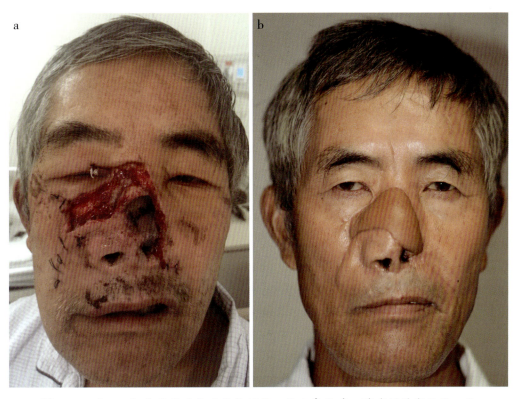

图 10-8 （a、b）手术前及术后半年照片。非全鼻重建，跨多区美容效果一般

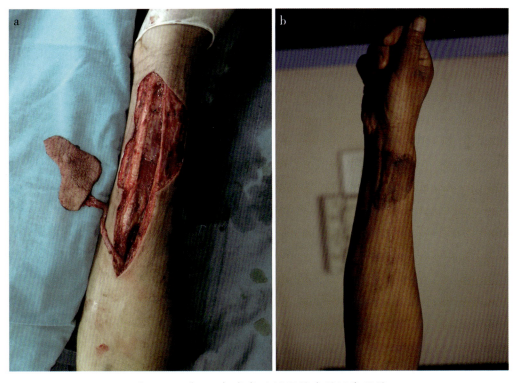

图 10-9 （a、b）半年后供区植皮的远期效果

■ 临床案例之四（图 10-10）

配合肋软骨支架，修复恶性肿瘤切除后半侧鼻的缺损。皮瓣折叠后部分形成衬里包绕肋软骨。

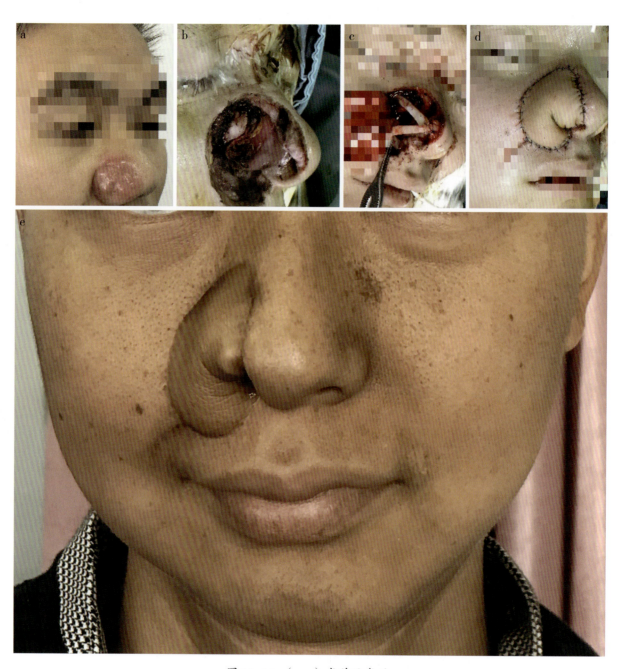

图 10-10 （a~e）术前及术后

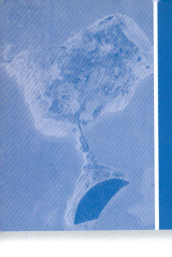

第十一章 预构皮瓣的选择策略

尽管目前在身体的任何部位获取一块皮瓣并非难事，但当对获取的皮瓣有特殊要求时，经典的方法仍显不足。有一种情况是，在需要的皮肤下面没有满足需要的轴型血供，需要构建一个新的皮瓣（常用在面部），或者在皮瓣内构建一个外形功能完整的较复杂器官，如鼻子、气管或者耳朵等，血供建立后再移植到受区，这种过程称为皮瓣的预构或者预制。根据不同的情况将预构分为以下几种：

（1）扩张预构和非扩张预构。

（2）植入和非植入血管的预构。

（3）单纯皮瓣和复合组织的预构。

最典型的是，利用薄的扩张胸部皮瓣来修复全面部缺损，国内李青峰称之为"中国式换脸"。

■ 临床案例之一

一个有游离血管植入的胸壁预构皮瓣的手术过程（图11-1~图11-8）。

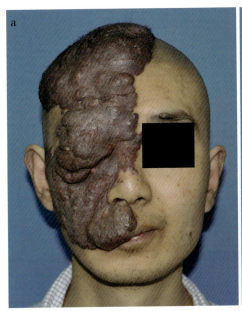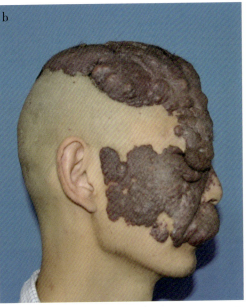

图 11-1　术前

　　手术分期进行。包括以下内容：头皮扩张；胸部预构皮瓣的扩张；眉再造。图11-2~图11-8所示的是手术的部分细节。

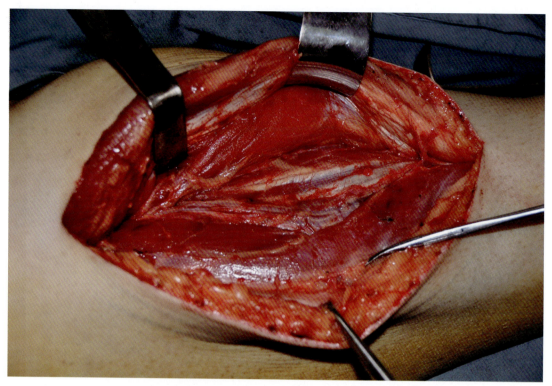

图 11-2　选取股外侧动脉的降支作为靶血管，使管径和吻合血管匹配

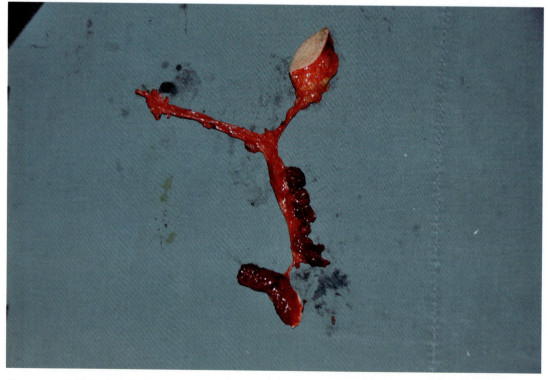

图 11-3　足够长的血管获取。携带小部分肌肉，增加和受区胸壁皮肤的接触面积，携带小的皮岛便于术后监测吻合的成功与否

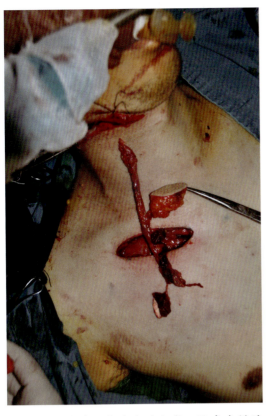
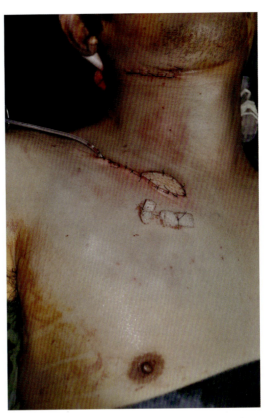

图 11-4　胸前区皮肤广泛分离，注意皮瓣的厚薄均匀和确切止血，肿胀液中慎用肾上腺素，图中显示血管的放置

图 11-5　靶血管和面动静脉吻合，将血管置于皮瓣之下、扩张器的表面

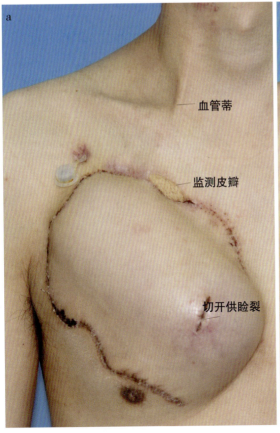
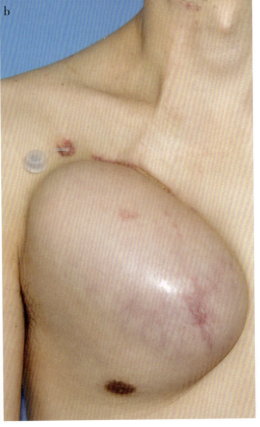

图 11-6　（a、b）2~3 个月时皮肤扩张到足够面积。颈部肉眼可见、可触及植入的血管，多普勒显示血流充沛。由于重建血管床的幼稚，为保证移植后的皮瓣血供，按常规延迟皮瓣

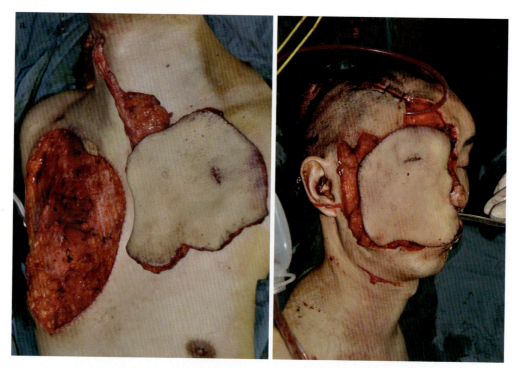

图 11-7 （a、b）切除血管瘤，预构皮瓣带蒂移植

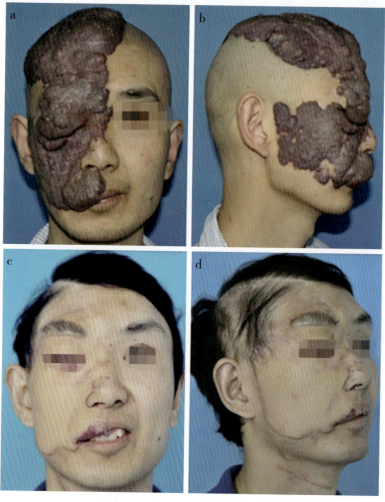

图 11-8 （a~d）显示头面部巨大血管瘤手术前及术后 1 年效果。后
期行皮瓣修整、岛状皮瓣眉再造

■ 临床案例之二

靶血管可以选用腹壁下动静脉系统，而受区也可以用颈横动脉（图11-9~图11-13）。

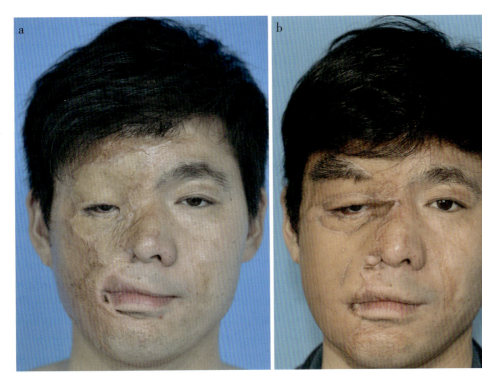

图 11-9 （a、b）术前及术后

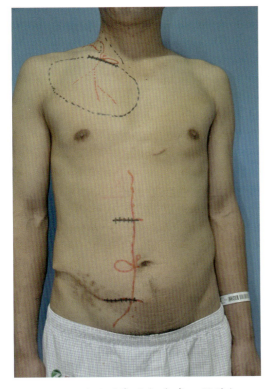

图 11-10 利用原有腹部瘢痕，设计切口，获取腹壁下动静脉和颈横动脉

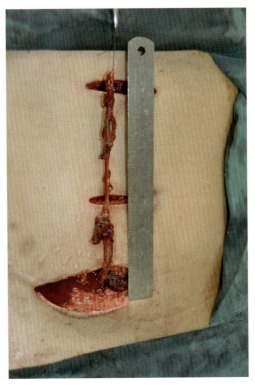

图 11-11 获取足够长的腹壁下动静脉

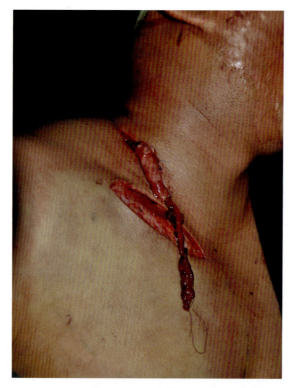

图 11-12　血管和颈横血管吻合。颈部血管蒂用获取的腹直肌前鞘包绕，便于二期手术中血管蒂的识别、分离、旋转

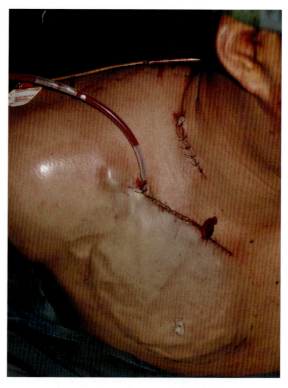

图 11-13　置入扩张器，观察外露的小块肌瓣

■ 临床案例之三（图 11-14、图 11-15）

利用颞浅血管植入预构皮瓣。不需要吻合血管，只需要将局部血管转移后植入皮下即可构建一个新的皮瓣。

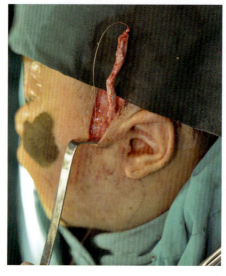

图 11-14　分离颞浅动静脉血管，可以携带一定的颞筋膜以增加接触面积，非皮瓣接触部分用橡胶膜片包绕，易于后期进行辨识和分离。血管网 180° 旋转植入欲扩张的皮瓣下

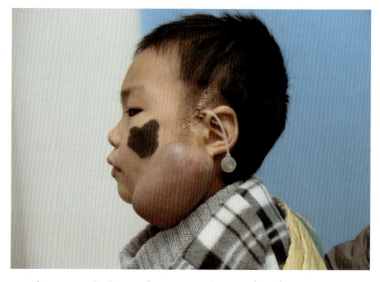

图 11-15　扩张后形成以颞浅动静脉血管为蒂的轴型皮瓣

■ 临床案例之四

利用颞浅血管植入预构皮瓣（图11-16）。只需要将局部血管转移后植入皮下，即可构建一个新的皮瓣。

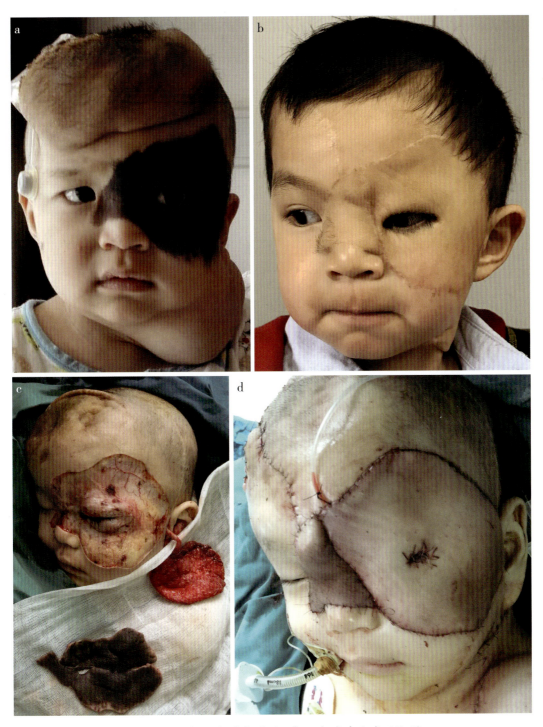

图 11-16 （a~b）手术前后。（c~d）术中和术后即刻

■ 临床案例之五

单纯延迟、不采用显微外科的换脸术（图11-17~图11-23）。该方法经济实用，缺点是耗时较长。

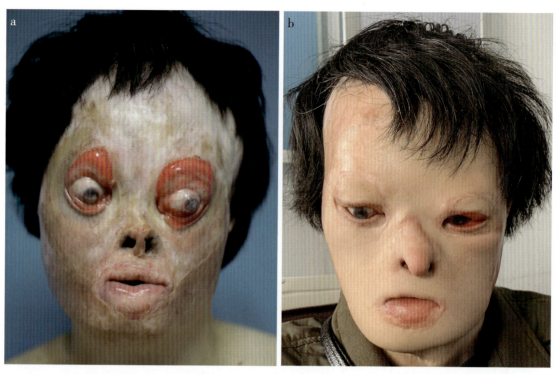

图 11-17 （a、b）手术前后比较，20 多年前的角膜浑浊在修复后变得部分清澈

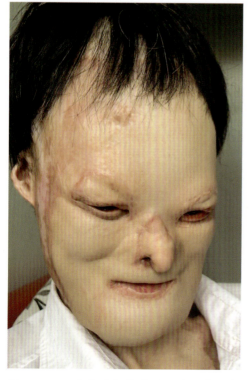

图 11-18 不同于术前的面具脸，有笑容呈现

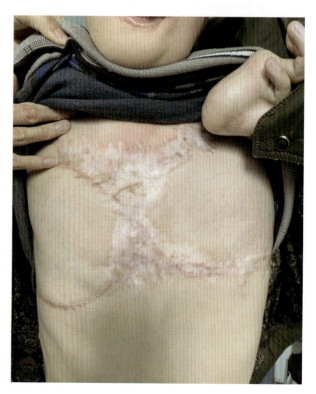

图 11-19 供区瘢痕平坦

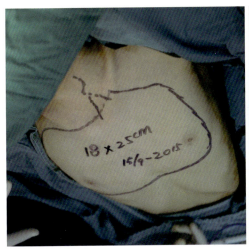
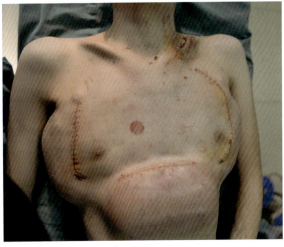

图 11-20 扩张外周而不扩张预构皮瓣

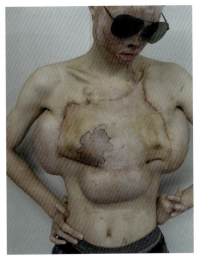

图 11-21 延迟后有皮肤缺血，后好转

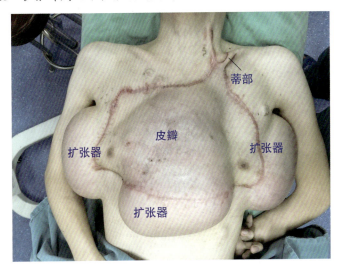

图 11-22 预构完全准备好后的情况

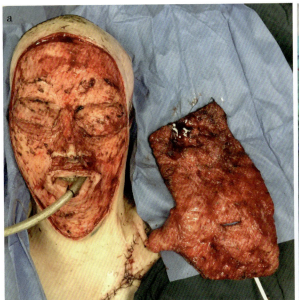
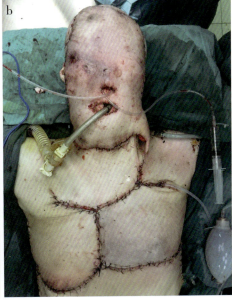

图 11-23 （a、b）术中移植过程。上下睑缝合，鼻衬里的形成

从血管到皮瓣：一个整形外科医生的选择

临床案例之六

不扩张皮瓣也不做显微外科的案例（图11-24~图11-27）。除最后一次手术外，均在门诊完成，不耽误工期，费用少，手术风险小。

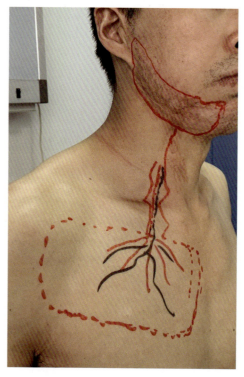

图 11-24　术前设计

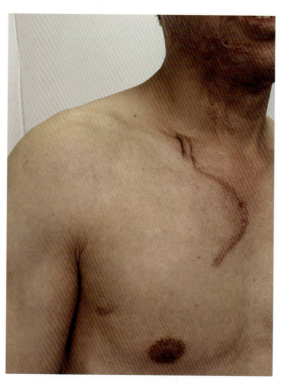

图 11-25　第一次，以任意皮桥作为蒂，满足以后旋转。皮瓣下预置硅胶膜片

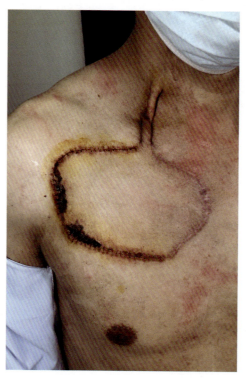

图 11-26　第二、三次皮瓣周围切开，带血管蒂的皮管形成

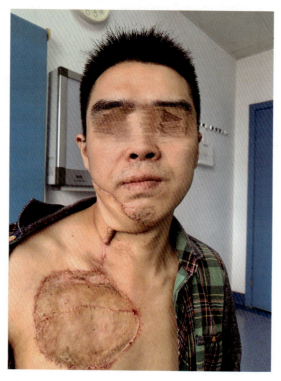

图 11-27　皮瓣移植后10天。皮瓣血运良好，供区植皮

参考文献

[1] B. C. MENDELSON.Br. Latissimus dorsi breast recon- struction-ref inement and results[J]. J. Surg,Vol. 70 (1983) 145-149.

[2] Xin Wang. Comparison of arterial supercharging and venous superdrainage on improvement of survival of the extended perforator flap in rats[J]. Microsurgery,2020;1–7.

[3] XUAN YE. "Choke" Vessels Between Vascular Territories of the Abdominal Wall: Literature Review and Rare Case of Leriche's Syndrome[J]. Clinical Anatomy ,25:998–1004 (2012) .

[4] Hideaki Rikimaru. Three-Dimensional Anatomical Vascular Distribution in the Pectoralis Major Myocutaneous Flap[J]. Plast. Reconstr. Surg,115: 1342, 2005.

[5] Iain S. Whitaker. The Gracilis Myocutaneous Free Flap: A Quantitative Analysis of the Fasciocutaneous Blood Supply and Implications for Autologous Breast Reconstruction[J]. PLoS ONE,May 2012 | Volume 7 | Issue 5 | e36367.

[6] Daping Yang. Vascular basis of the retroauricular flap[J]. Ann Plast Sure,1998;40:28-33.

[7] Hui-Ling Chia. An Algorithm for Recipient Vessel Selection in Microsurgical Head and Neck Reconstruction[J] .J Reconstr Microsurg ,2011;27:47–56.

[8] Maurice Y. Recipient Vessel Analysis for Microvascular Reconstruction of the Head and Neck [J]. Ann Plast Surg,2004;52: 148–155.

[9] SUKRU YAZAR. SELECTION OF RECIPIENT VESSELS IN MICROSURGICAL FREE TISSUE RECONSTRUCTION OF HEAD AND NECK DEFECTS[J] . Microsurgery,27:588–594, 2007.

[10] Martin Wiener. A New Approach to an Old Flap: A Technique to Augment Venous Drainage from the Paramedian Forehead Flap[J].Plast. Reconstr. Surg,143: 269, 2019.

[11] Jincai Fan. Aesthetic Pubic Reconstruction After Electrical Burn Using a Portion of Hair-Bearing Expanded Free-Forehead Flap[J]. Aesth Plast Surg ,(2009) 33:643–646.

[12] Li-yao Cong. Topographic Analysis of the Supratrochlear Artery and the Supraorbital Artery: Implication for Improving the Safety of Forehead Augmentation[J] .Plast. Reconstr. Surg,139: 620e, 2017.

[13] Tao Lei. Using the Frontal Branch of the Superficial Temporal Artery as a Landmark for Locating the Course of the Temporal Branch of the Facial Nerve during Rhytidectomy: An Anatomical Study[J] .Plast. Reconstr. Surg,116: 623, 2005.

[14] Vitalie Stan. Post-burn upper, mid-face and nose reconstruction using a unilateral extended superficial temporal artery-based flap[J].burns,33 (2007) 927–931.

[15] Ji ao Wei. Supermicrosurgical reconstruction of nasal tip defects using the preauricular reversed superficial temporal artery flap[J]. Journal of Plastic, Reconstructive & Aesthetic Surgery, (2019) 000, 1–7 .

[16] G. Ian Taylor.The Anatomical (Angiosome) and Clinical Territories of Cutaneous Perforating Arteries: Development of the Concept and Designing Safe Flaps[J]. Plast. Reconstr. Surg, 127: 1447, 2011.

[17] G. Ian Taylor. The Functional Angiosome: Clinical Implications of the Anatomical Concept[J].Plast. Reconstr. Surg,140: 721, 2017.

[18] Mitsunaga Narushima. Pure Skin Perforator Flaps: The Anatomical Vascularity of the Superthin Flap[J].Plast. Reconstr. Surg, 142: 351e, 2018.

[19] Kensuke Tashiro. Preoperative color Doppler ultrasound assessment in planning of SCIP flaps[J].Journal of Plastic, Reconstructive & Aesthetic Surgery, (2015) 68, 979e983.

[20] Wen-Ming Hsu. Evolution of the Free Groin Flap: The Superficial Circumflex Iliac Artery Perforator Flap[J].Plast. Reconstr. Surg,119: 1491, 2007

[21] Benoit Chaput. Free-Flap Reconstruction: What Do Microsurgeons Prefer for Themselves? Journal of Reconstructive Microsurgery.

[21] Takuya Iida. Superficial Circumflex Iliac Perforator (SCIP) Flap: Variations of the SCIP Flap and Their Clinical

Applications[J].J Reconstr Microsurg, 2014;30:505–508.

[22] Isao Koshima. Superficial Circumflex Iliac Artery Perforator. Flap for Reconstruction of Limb Defects[J] .Plast. Reconstr. Surg,113: 233, 2004.

[23] Akihiko Takushima. Fifteen-year survey of one-stage latissimus dorsi muscle transfer for treatment of longstanding facial paralysis[J].Journal of Plastic, Reconstructive & Aesthetic Surgery, (2013) 66, 29e36.

[24] Ivan Doménech Juan. Facial Reanimation Surgery With Micro-vascular Gracilis Free Flap for Unilateral Facial Palsy. Acta Otorrinolaringol Esp[J]. 2014;65(2):69-75.

[25] Phanette Gir. Pedicled-Perforator (Propeller) Flaps in Lower Extremity Defects: A Systematic Review[J].J Reconstr Microsurg,2012;28:595–602.

[26] Goo-Hyun Mun. Perforator Topography of the Thoracodorsal Artery Perforator Flap[J].Plast. Reconstr. Surg,121: 497, 2008.

[27] Wayne George Kleintjes. Forehead anatomy: Arterial variations and venous link of the midline forehead flap[J].Journal of Plastic, Reconstructive & Aesthetic Surgery, (2007) 60, 593e606.

[28] Benny T. Yu. Clinical Application of the Internal Mammary Artery Perforator Flap in Head and Neck Reconstruction[J] .Plast. Reconstr. Surg,131: 520e, 2013.

[29] Mark Winston Stalder. Versatility of Subscapular Chimeric Free Flaps in the Secondary Reconstruction of Composite Posttraumatic Defects of the Upper Face[J].Craniomaxillofacial Trauma and Reconstruction,Vol. 8 No. 1/2015.

[30] C.M.E. Avery. Review of the radial free flap: still evolving or facing extinction? Part two: osteocutaneous radial free flap[J].British Journal of Oral and Maxillofacial Surgery,48 (2010) 253–260.

[31] C.M.E. Avery. Review of the radial free flap: is it still evolving, or is it facing extinction? Part one: soft-tissue radial flap[J]. British Journal of Oral and Maxillofacial Surgery,48 (2010) 245–252.

[32] Victor Médard de Chardon. The radial forearm free flap: a review of microsurgical options.Journal of Plastic[J]. Reconstructive & Aesthetic Surgery ,(2009) 62, 5e10 .

[33] Andrew M. Ho. Radial Artery Perforator Flap[J].J Hand Surg,2010;35A:308–311.

[34] Shimpei Miyamoto, M.D.Effect of Recipient Arterial Blood Inflow on Free Flap Survival Area[J].Plast. Reconstr. Surg,121: 505, 2008.

[35] G. Ian Taylor, A.O. The Functional Angiosome: Clinical Implications of the Anatomical Concept[J].Plast. Reconstr. Surg,140: 721, 2017.

[36] Jun Zheng, Shanshan Xi.Effects of Venous Superdrainage and Arterial Supercharging on Dorsal Perforator Flap in a Rat Model[J].PLoS ONE,11(8): e0160942.

[37] Hongqiang Wu, M.D.Distal Arterialized Venous Supercharging Improves Perfusion and Survival in an Extended Dorsal Three-Perforasome Perforator Flap Rat Model[J].Plast. Reconstr. Surg,147: 957e, 2021.

[38] S hymal C. Dhar. M.I.The Delay Phenomenon: The Story Unfolds[J].Plast.Reconstr.Sung,104:2079,1999.

[39] Daping Yang,M.D.Comparison of Two Different Delay Procedures in a Rat Skin Flap Model[J].Plast.Reconstr. Sung,102:1591.1998.

[40] Shadi Ghali, M.R.C.S.Vascular Delay Revisited[J].Plast. Reconstr. Surg,119: 1735, 2007.

[41] Heng Xu, MD.Preliminary Exploration: When Angiosome Meets Prefabricated Flaps[J].J Reconstr Microsurg,2016;32:683–687.

[42] V. Alexandrescu.Angiosome theory: fAct or fiction[J].Scandinavian Journal of Surgery,101: 125–131, 2012.

[43] G. Ian Taylor, A.O., M.D.True and "Choke" Anastomoses between Perforator Angiosomes: Part I. Anatomical Location[J].Plast. Reconstr. Surg, 132: 1447, 2013.

[44] Daniel P. Chubb, M.B.B.S.True and "Choke" Anastomoses between Perforator Angiosomes: Part II. Dynamic Thermographic Identification[J] .Plast. Reconstr. Surg,132: 1457, 2013.